실수투성이 당신,
# 성인 ADHD?

*MON CERVEAU A ENCORE BESOIN DE LUNETTES*
by Dr Annick VINCENT

Korean translation copyrights©2014, Hanulimkids Publishing co.,
This Korean edition is published by arrangement with LES EDITIONS QUEBEC-LIVRES,
c/o Cristina Prepelita Chiarasini, Paris, through Bookmaru Korea literary agency in Seoul.
All rights reserved.

이 책의 한국어판 저작권은 북마루코리아를 통해 LES EDITIONS QUEBEC-LIVRES,
c/o Cristina Prepelita Chiarasini, Paris와의 독점계약으로 한울림어린이가 소유합니다.
신저작권법에 의하여 한국 내에서 보호를 받는 저작물이므로 무단 전재와 복제를 금합니다.

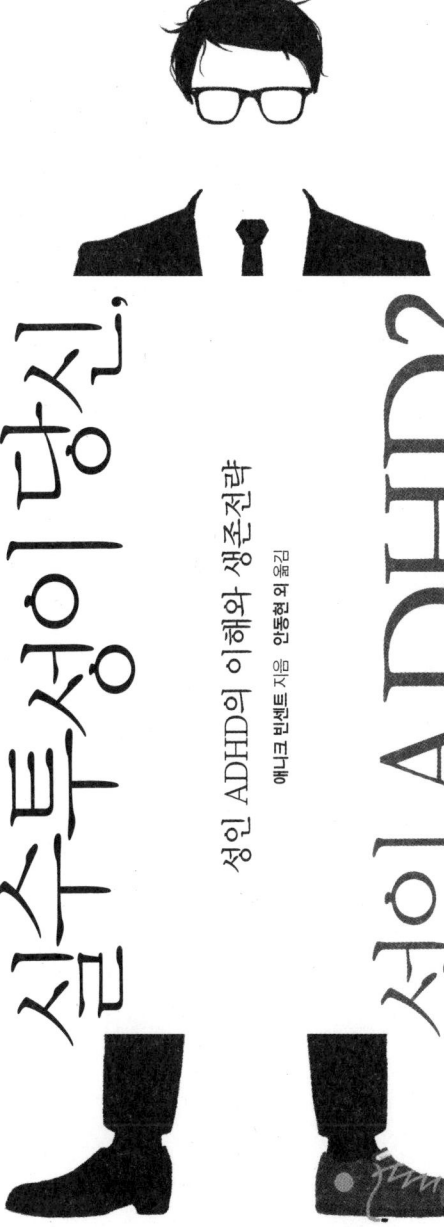

# 실수투성이 당신, 성인 ADHD?

성인 ADHD의 이해와 생존전략

애너크 빈센트 지음 안동현 옮김

## 글쓴이의 말

나는 이 분야에서 일하는 여러 전문가, 친구, 가족, 치료사, 학자들의 도움에 힘입어 ADHD의 복잡한 내용을 더 잘 이해할 수 있었고, 효과적인 치료법을 찾을 수 있었다. 그들의 격려, 조언, 활력이 내게 매우 소중한 힘이 되었다.

ADHD는 주의력 결핍과 과잉행동·충동성 증상을 보이는 신경학적 장애이다. 이런 증상을 누그러뜨리기 위해 이 책에서 제시하는 여러 가지 방법들은 집중력을 높이고 산만한 행동을 억제함으로써 '마치 뇌에 안경을 쓰는 것'과 같은 작용을 한다. ADHD의 증상들은 내가 '생물학적 안경'이라고 부르는 적절한 약물의 도움을 받아 호전될 수 있다. 또한 ADHD 증상 때문에 생겨나는 여러 문제들도 적당한 전략들의 도움을 받는다면 좋아질 수 있다.

내가 쓴 첫 어린이 책《ADHD가 뭔지 알려 줄게!》에서는 ADHD가 있는 어린이들에게 유용한 여러 가지 방법들을 소개했다. 또한 ADHD에 대해 알기 쉽게 설명해 함께 어울려 생활하는 어린이 친구들이 공감하고 이해할 수 있도록 도움을 주었다.

ADHD가 있는 어린이의 절반 이상은 성인이 되어서도 계속 같은 증상을 보이기 때문에, 지속적으로 어떤 도움을 받을 수 있는지에 대해 정확히 알아야 한다. 이 책에서 여러분은 실제로 성인 ADHD 때문에 어려움을 겪어온 사람들의 다양한 사연들을 접하게 될 것이다. 이들의 개인적 경험들은 여러분이 ADHD를 찾아가는 길을 안내할 것이다. ADHD로 고통을 받았던 여러 사람들이 자신의 이야기를 들려주면서 ADHD와 관련한 그들의 경험, 극복 과정을 여러분에게 나누어 줄 것이다. 이 책에 있는 여러 사례들은 사실에 기반을 두고 가상으로 지어낸 것들이다. 이야기 속의 이름, 구체적인 내용들은 모두 실제 사례를 토대로 재구성했다.

이 책은 성인기 ADHD에 대한 전반적인 내용을 탐색하는 데 좋은 지침서가 될 것이다. 자신이 ADHD가 아닐까 걱정하는 성인, 어려서부터 ADHD가 있었던 성인, 단순히 ADHD가 무엇인지 궁금한 사람, 자신이 알고 있는 누군가를 도와주고 싶어 ADHD에 대해 더 잘 알려고 하는 여러 사람들 모두에게 유용하다. 이 책이 여러분 모두에게 좋은 길잡이가 되기를!

애니크 빈센트

## 옮긴이의 말

30여 년 전에 내가 의과대학 학생이었을 때, ADHD는 어린아이에게만 있는 병이라고 배웠다. 하지만 지금 나는 의과대학 학생들에게 ADHD가 있는 성인들의 사례를 가르치면서 의학 지식이 어떻게 변하고 있는지에 대해 설명한다.

ADHD에 대한 연구가 적고 경험이 많지 않았던 예전에는 전문가들조차도 "무슨 어른들한테 ADHD가 있어? 말도 안 되는 소리 하지 마라."라는 것이 의학계의 정설이었다. 하지만 ADHD가 있는 어린아이들이 청소년기를 지나 성인이 되어 어떻게 지내는지 그 경과를 수십 년씩 연구한 여러 연구자들의 노력 덕분에 성인기 ADHD에 대한 비밀이 하나둘씩 알려지기 시작했다. 왜 자신이 힘들어하고 고통을 받는지도 모른 채 방치되었던 많은 사람들은 마침내 치료를 받으면서 그 고통에서 벗어날 수 있었다.

최근 국내에서도 아동기 ADHD에 대해서는 부모와 교사들의 인식이 높아져 오히려 경우에 따라서는 지나칠 정도로 걱정을 하기도 한다. 아이들이 멍하니 있거나 산만해도, 공부를 못해도 '혹시 ADHD 아니야?' 의심하는 사람들이 있다. 하지만 청소년기, 성인기 ADHD에 대한 인식은 내가 처음 이 연구를 시작하던 30여 년 전과 비슷하다.

그러나 이런 상황에서도 화를 참지 못해 폭력을 휘두르다 학업을 중단하거나 소년원에 입소할 처지에 있던 청소년들이 ADHD 진단을 받고 치료를 받으며 새 삶을 찾은 예가 있다. 또한 잦은 실수, 미숙한 업무 능력, 참을성 부족 등으로 결국 회사를 떠나거나 해고당한 후에 병원을 찾아와 ADHD 진단을 받고 달라지는 청년들을 만나기도 했다. 점점 늘어나는 청소년과 성인들을 진료하면서 나는 성인기 ADHD에 대한 이해를 높여주는 읽기 쉬운 책이 필요하다고 생각했다.

먼저 《ADHD가 뭔지 알려 줄게!》라는 어린이 책을 번역하고, 곧이어 이 책을 번역하게 되었다. 내가 국내에서 ADHD 연구를 처음 시작할 때만 해도, 주위 전문가들조차 "도대체 ADHD가 뭐지?" 하는 무지한 상황이었다. 하지만 이제 "성인 ADHD가 뭐지?"에 답을 드리려고 한다. 비록 조그마한 책이지만, 이 책을 통해 여러분이나 주변에서 ADHD로 고통받고 있는 분들의 인생이 달라질 수 있다면 그것으로 이 수고가 헛되지 않을 것이라고 확신한다.

안동현(한양대학교 정신건강의학과 교수)

**차례**

글쓴이의 말
옮긴이의 말

ADHD 성인에게서 온 편지   10
ADHD에 관한 오해와 진실   13

**1장   성인에게도 ADHD가?**   17
ADHD의 증상과 진단

**2장   ADHD, 무엇이 진실인가?**   49
신경생물학적·유전적 원인들

**3장   약은 꼭 먹어야 하나?**   59
약물 복용과 부작용

**4장   약점을 극복할 방법은?**   85
효율적인 일상생활을 위한 적응 전략

부록
용어 설명   113
책임 분담을 위한 집안일 목록표   119

# ADHD 성인에게서 온 편지 1

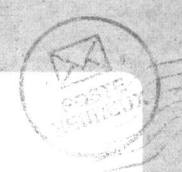

나는 네 살 때 ADHD 진단을 받았다. 주의가 산만한 것에 더해서 과잉행동마저 보였던 것이다. 부모님은 늘 내 뒤를 따라 달리는 것으로 이웃들에게 유명했다고 한다! ADHD 치료제의 필요성을 제대로 이해하지 못하셨던 부모님은 내 증상을 호전시키기 위해 약을 복용해야 한다는 것을 꿈에도 생각지 않으셨다.

나의 학창 시절은 그야말로 생지옥이었다. 행동은 엉망진창이었고, 끊임없이 안절부절못했으며, 사소한 것을 잃어버리는 것은 부지기수였다. 나의 청소년기는 가족과 주위 사람들의 실망, 나 자신에 대한 한탄과 비통으로 점철되었다. 스무 살 무렵에 나는 우울증 진단을 받았고, 심한 불안 증세를 보였다. 불같은 성격 때문에 나의 사회생활은 정말로 비참했다. 동료들과 유대관계를 가질 수 없었기에 자존감은 아주 낮았다.

여러 진료 과정을 거친 후에야, 나는 ADHD 전문 정신건강의학과를 찾게 되었다. 이후 두어 차례 치료제를 처방 받았지만 안타깝게도 그 약들은 내게 별 도움이 되지 않았다. 그러다가 최근에서야 새로운 약을 복용하게 되었고, 이 약이 내게 많은 도움을 주고 있다. 이런 치료 방법이 나의 충동적 경향, 부주의함, 깜빡깜빡하는 기억력을 적절히 조절하도록 도와주고 있다.

이제 나는 치료제 복용 외에 ADHD와 씨름하는 매일의 생활을 호전시키기 위한 나의 노력에 도움을 줄 정신 치료를 시작하려고 한다.

매슈(25세)

# ADHD 성인에게서 온 편지 2

생각해보면 나는 항상 '꼴찌로 하는' 아이였다. 그렇지만 그것이 내게 큰 문제였던 것 같지는 않았다. 내가 과제를 하려고 하면, 내 속에서 뭔가가 나를 급가속을 하도록 밀어내곤 했다. 아드레날린이 나로 하여금 쉼 없이 24시간 일에 몰두하도록 볶아대면서 제시간에 일을 끝내도록 했다.

하지만 이렇게 하고 나면 회복하는 데 오랜 시간이 걸렸고, 그 후에는 모든 것이 변하는 것 같았다. 일을 시작하는 즉시 악몽이 시작되었다. 일을 하려고 하는 순간, 오만 가지 생각들이 떠올라서 전혀 집중할 수가 없었다. 처음에 나는 스스로 합리적으로 하려고 노력하고, 해야만 하는 것들에 대해 집중하려고 애썼지만, 전혀 그럴 수가 없었다.

나는 나를 짓누르는 압박감을 서서히 느끼게 되었고, 신체적으로도 지각할 지경이 되었다. 가슴 두근거림이 느껴졌다. 에너지가 넘치는 사람이 되었다. 시도 때도 없이 에너지가 들끓었고, 이 때문에 나는 아무런 이유 없이 정신적 마비를 일으키곤 했다.

결과는 항상 똑같았다. 아무런 성과물도 내지 못한 채 책상은 항상 일로 가득 찼다. 내 자신이 점점 더 쓸모가 없게 느껴졌고 자신감을 잃어 갔다. 점점 더 자주 내 앞날이 깜깜하게 생각되었다.

아내가 내게 도움을 청해보자고 했다. 여러 차례의 시도가 허사로 끝난 후에 만난 어느 심리학자는 내게 ADHD가 의심스럽다고 이야기했다. 그분은 내가 올바른 길을 가도록 도와준 은인 중의 한 사람이었고, 결국 나는 내게 필요한 전문적인 도움을 얻을 수 있었다.

분명히 내 문제는 기적으로 해결될 일이 아니었다. 더 가치 있는 삶, 생산적인 인생을 살기 원한다면, 내가 지금 무엇을 어떻게 관리해야 하는지에 대해 생각해야만 한다. 다행스럽게도 나는 내가 균형을 잡을 수 있도록 도와주는 효과적인 ADHD 치료제를 찾을 수 있었고, 이런 '생물학적 안경'이 훌륭한 지원 체계임을 믿는다.

앙드레(58세)

# ADHD에 관한 오해와 진실

사람들은 여전히 ADHD에 대해 선입관을 가지고 있다. 구체적인 이야기를 하기 전에, ADHD에 대해 잘못 알려진 생각과 진실을 짚고 가는 것이 필요한 이유이다.

**오해** ADHD는 어렸을 때만 있고, 성인이 되면 호전된다.

**진실** 1980년대에 과학계는 ADHD 증상들이 대뇌 발달의 지연 때문에 나타난다는 가설을 제시했다. 만약 이러한 인식에 따른다면 ADHD 증상들은 성인기에 도달하기 전에 신경 세포들이 성숙해지면 사라져야만 했다.

1990년대에 발표된 추적 연구들에서, ADHD가 있는 어린아이들이 어른이 되면 꼼지락거리고 안절부절못하는 증상이 예전보다는 훨씬 덜해지고, 다소 호전된다는 사실을 확인할 수 있다. 그렇지만 충동적이고 집중력이 부족한 증상은 20대가 넘어서도 흔히 문제로 남아있다.

현재는 의사들과 연구자들 모두 ADHD는 성인이 되어서도 일상생활 속에 여전히 남아있다는 점에 같은 의견을 보이고 있다. 미국에서 시행된 연구들을 보면, 성인의 약 4% 정도가 ADHD를 갖고 있다. 아마도 그들 중 10% 이하만이 ADHD 진단을 받았거나 ADHD 치료를 받고 있다.

ADHD가 있는 어른들도, 적절한 진단과 치료를 받는 것은 어린아이들과 마찬가지로 중요하다. 다행히도 이런 움직임은 시작되고 있다. ADHD에 관한 더 많은 교육이 이루어지고 있고, 성인 ADHD에 대한 연구 성과들도 증가하고 있다.

안타까운 점은, 여전히 많은 성인들이 적절한 진단과 치료를 받지 못하고 있을 뿐만 아니라, 보건 의료 관계자와 교육 전문가들도 ADHD에 관해 충분한 정보와 수련을 제공받지 못하고 있다는 사실이다.

**오해** ADHD는 의사들이 새로 만들어 낸 병이다.

**진실** 100년 전의 연구 문헌에도 이미 안절부절못하고 주의 산만한 어린아이에 대한 이야기가 보고되어 있다. 20세기 초부터 학자들은 이미 이러한 이상행동들이 의지로 조절되는 것이 아니며, 신경학적 문제와 관련이 있다는 가설을 제시한 바 있다.

1930년대에 이르러 의사들은 암페타민 계열의 약제가 ADHD 증상의 강도를 누그러뜨리는 것을 알게 되었다.

1980년대 말까지, 의사들은 ADHD의 인지적 측면보다는 행동 관련 증상들(차분하지 못하고 꼼지락거림, 충동 행동)에 더욱 관심을 쏟았다. 1980년대에 유전 관련 연구들이 활발하게 이루어졌고, 오늘날까지 점점 더 높은 수준으로 지속되고 있다. 의사들이 환자들의 산만함, 건망증, 업무 부진, 일을 미루는 경향, 집중력 부족과 같은 인지 결함에 주목하기 시작한 것도 이 무렵이다.

1990년대에 우리는 바야흐로 '뇌의 시대'에 들어섰다. 과학기술이 많이 개발된 덕택에 뇌가 어떻게 작동하는지에 관한 새로운 지식이 밝혀지게 되었다. 뇌 영상 기술과 같은 최첨단 기술을 이용한 연구들을 통해서, ADHD가 있는 사람들의 뇌가 보통 사람들과는 다르게 작동하는 것을 알 수 있게 되었다. 하지만 이 기술들이 ADHD를 진단하는 방법으로 이용되지는 않는다.

**오해** ADHD는 부모가 잘못 키워서 나타나는 행동 문제이다.
**진실** 과학 연구들을 통해서 ADHD는 한 세대에서 다음 세대로 유전되는 신경발달학적 문제라는 사실이 밝혀졌다. ADHD는 아이들을 양육하는 방식과는 상관이 없다. 키, 눈동자 색깔, 머리

색깔처럼 ADHD는 대부분 유전적으로 결정된다. 아주 드물게 생애 초기, 임신 또는 출산 과정에 일어난 신경학적 사건들, 예를 들면 감염증이나 뇌손상 같은 것들에 의해서도 ADHD와 비슷한 증상이 나타날 수 있다.

다만 ADHD가 있는 아이들을 양육하는 방법은 앞으로의 성장 과정에 지대한 영향을 미칠 수 있다. 부모의 양육 태도는 아이들에게 자존감 저하, 불안, 우울, 약물 중독의 발생에 영향을 준다. 가족과 친구들 또한 ADHD와 관련한 행동 문제의 강도에 영향을 미친다. 용기를 북돋고, 이해하고, 격려하는 주위 환경은 아이 발달에 긍정적으로 작용할 뿐만 아니라, ADHD 아동들이 일상생활에서 겪는 어려움을 극복하는 데 도움을 준다.

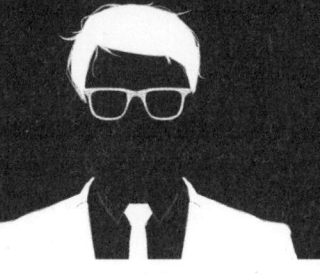

**1장**

# 성인에게도 ADHD가?
### ADHD의 증상과 진단

ADHD는 아동기에 발생하고, 성인기까지도 어려움을 겪는 경우가 대다수이다. 전체 아동의 5%와 성인의 4% 정도는 ADHD가 있다.
이 장에서는 먼저 ADHD의 증상, 즉 ADHD가 일상생활에 어떻게 영향을 미치고, 또 나이가 들면서 어떤 양상을 보이는지 살펴보고, ADHD의 진단 기준, ADHD와 함께 발생하는 문제들을 이야기한다.

# 성인에게도 ADHD가?
## ADHD의 증상과 진단

흔히 유전을 통해 전달되는 신경학적 문제인 ADHD(Attention Deficit Hyperactivity Disorder, 주의력결핍 과잉행동 장애)는 생각이나 움직임, 태도를 조절하지 못하는 형태로 아동기에 처음 나타나, 지속적으로 주의력결핍, 과잉행동, 충동성 등의 증상을 보인다. ADHD가 있는 아동들은 대부분 18세 이후까지 같은 어려움을 겪는다. 먼저 ADHD의 증상, 즉 ADHD가 일상생활에 어떻게 영향을 미치고, 또 나이가 들면서 어떤 양상을 보이는지 살펴보자. 그 다음으로 ADHD의 진단 과정을 검토할 것이다.

**주의할 것!**

움직인다고 해서 모두 과잉행동이 아니듯이, 부주의하거나 안절부절못한다고 해서 모두 ADHD인 것은 아니다.

## ADHD의 증상

ADHD는 아동기에 처음 나타난다. 성인기에도 ADHD 증상이 지속되는 사람들은 주의가 산만하고 가만히 있지 못하며 체계적으로 생각하거나 행동하지 못하는 등, 주의력 문제로 인해 많은 어려움을 겪는다.

게다가 어떤 일을 시작하고 마무리 짓지 못해 힘겨워하며, 덜렁거리고, 꼭 해야 할 일을 마지막 순간까지 미루며 쉽게 산만해진다. 또한 충동적으로 말을 하거나 앞뒤 생각 없이 행동하는 바람에 직장과 가정에서 곤란을 겪기도 한다.

ADHD 증상을 보이는 많은 사람들(70%)이 ADHD의 3대 증상인 주의력 결핍, 과잉행동, 충동성으로 인해 어려움을 겪는다. 하지만 일부(20~30%)는 생각을 체계적으로 하지 못하고, 부주의하고 산만하며 딴 생각에 잠기기는 해도 소란스럽지도 충동적이지도 않은 경우가 많다.

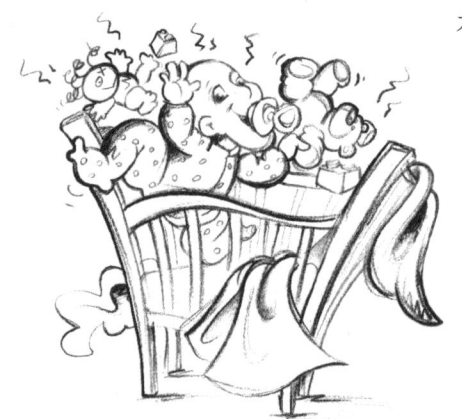

그래서 자신들이 ADHD라는 것을 인지하지 못하는 경우가 흔하다. 오히려 뭔가를 시작하는 것이 어렵기 때문에 무심하거나 늑장을 부리는 것처럼 보이기도 한다. 이런 사람들은 ADHD 증상이 겉으로 잘 드러나지 않기 때문에 진단이 매우 늦어지게 된다.

어렸을 때부터 내 별명은 '멍한 소피'였다. 학급에서 문제를 일으킨 적은 없었지만 나는 선생님의 설명을 자주 놓쳤고, 모르는 것이 있어도 물어볼 용기조차 내지 못했다. "방금 전에 내가 얘기했잖니. 정신을 어디에 두고 있었니?"라는 핀잔을 너무 많이 들었기 때문이다. 덜렁거린다는 말을 많이 들었고, 체계적으로 무언가를 계획해서 하는 것이 나에겐 너무 힘들었다. 아침에 입을 옷을 고르는 단순한 일조차도 난관이었다. 내 방은 정말 어수선했으며, 부모님은 내가 독립하게 되면 어떻게 살아 나갈지 걱정하셨다.

최근에 사촌 동생이 주의력 결핍과 과잉행동 두 가지 증상을 모두 가지고 있는 복합형 ADHD 진단을 받게 되었다. 어머니는 안절부절못하는 것을 제외하면 나와 사촌 동생의 행동이 상당히 비슷하다고 생각하셨다. 나도 ADHD에 대해 여기저기 알아보다가 집중력이 부족한 증상만 보이는 ADHD가 있다는 사실을 알게 되었다.

사촌 동생이 약을 복용하면서 좋아지는 것을 보고 나도 병원에 가보기로 마음먹었다. 의사는 학교 수업이 힘들다는 내 말을 듣고 전반적인 신경심리 검사를 권했다. 검사를 마친 후, 나는 내 지능지수가 평균 이상이라 깜짝 놀랐다. 의사는 나에게 주의력 결핍 우세형 ADHD 진단을 내렸다. 나는 치료를 받고 내가 좀 더 나아질 수 있기를 바란다.

— 소피(18세)

아이들과 마찬가지로 ADHD가 있는 어른들 또한 자신의 감정을 조절하지 못한다. 그들은 과민성(hypersensitivity)의 일종인 '정서적 과잉반응(emotional hyperreactivity)'을 보인다. 가만히 있지 못하는 자신의 신체적 특성을 용케 운동이나 특정 활동에 활용하는 사람도 있다. 그런가 하면 일부는 니코틴이나 카페인 같은 각성제에 빠지기도 한다. ADHD로 인한 문제 증상 때문에 많은 이들은 낮은 자존감과 만성적인 우울감으로 인한 고통에 시달린다.

ADHD가 있는 성인 중 절반 이상이 우울증이나 불안 장애, 약물 중독, 대인 관계 문제 등의 다른 정신과적 문제를 동시에 갖고 있다. 이런 어려움 때문에 이들은 의사나 치료사를 찾기도 한다.

ADHD 증상의 유형은 이론적으로는 나이에 상관없이 동일하지만, 증상의 강도나 일상생활에 미치는 영향은 상황에 따라 다르게 나타날 수 있다. 주의력 부족 증상은 나이를 먹어도 가장 오래 지속된다. 꼼지락거리는 행동은 나이가 들면서 안절부절못하는 것으로 내면화되고, 충동적인 행동을 하는 경향은 줄어든다.(성인과 아동의 ADHD 증상은 27쪽에 제시되어 있다.)

ADHD 증상을 설명하기 위해 심리학자들은 두뇌로 들어오는 정보의 흐름을 '정체된 도로 교통망'에 비유하기도 한다.

ADHD가 있는 사람들의 뇌기능에 관한 연구 결과, 실행 기능(executive function)을 담당하는 뇌 부위의 활성도가 비정상적으로 낮다는 사실이 확인되었다. 많은 기능 중에서도 실행 기능은 두뇌의 정보전달체계에서 '출발', '정지', '방향 전환', '진행' 등을 조절하는 역할을 하는데, ADHD가 있는 사람들의 경우, 이러한 정보전달이 취약한 것으로 보인다. 이는 마치 신호등이 꺼져 있고, 도로표지판도 보이지 않는 길을 달리는, 가속장치와 제동장치가 고장난 자동차 같다고 할까.

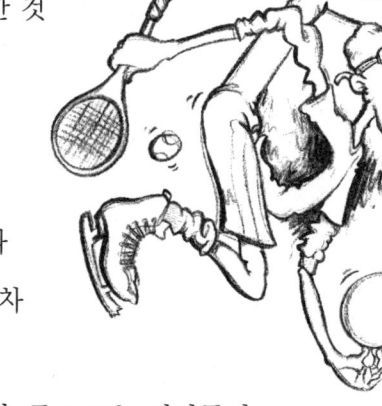

'제동장치가 고장나서' 멈출 줄 모르는 사람들이 가장 우선하는 생각은 바로 방금 전에 떠오른 것이다. 그전에 하던 생각들은 아무리 중요한 것이라도 곧바로 밀려나게 된다. 이것이 흔히 이야기하는 '멈출 줄 모르는 생각' 또는 '아이디어 범퍼카'이다. 소리나 영상, 상황 등이 새로운 생각을 떠올리게 해 하던 일을 밀어놓고 다른 새로운 일들을 시작하게 만든다. 그간의 노력은 쓸모 없게 되고 시작했던 일을 마무리하지 못하게 되는 것이다. 그들은 너무 빠르게 움직이고, 그러다가 부주의한 실수를 저지르며, 무슨 일을 하고 있었는지 잊어버리고, 결국 방향을 잃게 된다.

ADHD가 있는 성인들은 멈출 줄 모르는 그들의 생각과 발상을 매우 풍부한 상상력을 발휘해 묘사하곤 한다.

"1000개나 되는 아이디어가 내 머릿속에서 서로를 누르고 파고들고 있어요. '아이디어 범퍼카' 같은 거죠!"

"머릿속에 전화 교환원을 한 명 둔 것 같아요. 교환원이 수십 개의 전화선을 동시에 관리하면서 내 허락 없이 연결을 자르거나 갑자기 다른 선으로 연결해버리는 거예요."

"다른 사람이 내 생각을 통제하는 리모컨을 들고 계속 채널을 돌리는 것 같아요. 한 가지 생각에 흥미를 느끼다가도 다음 채널로 넘어가면서 흥미도 바뀌는 거죠."

ADHD가 있는 사람들은 무례하고 성급하거나 통제되지 않는 행동을 하기도 한다. 이들은 멈추지 않고 계속 진동하는 모터가 머리에 들어 있는 느낌이 든다고 호소하기도 한다. 밤에 잠을 자기 위해 긴장을 푸는 것도 이들에게는 매우 어려운 일이다. 아침이 되면 시차 적응이 안 되는 듯한 느낌이 든다는 사람도 있다. 이들은 흐릿하고 무거운 머리로 힘겹게 일어난다. 일을 시작하는 것도 힘들지만, 한 번 시작하고 나서도 인내심을 잃고 충동적인 행동을 하기도 한다.

주의력 결핍 우세형 ADHD가 있는 사람

들은 자신이 ADHD라는 사실을 뒤늦게 알게 되는 경우가 많다. 그들은 과잉행동이나 충동성을 보이지 않는다. 그래서 ADHD에 대해 듣거나 알고 있어도 초조감이나 충동성이 강조되면 이를 자신의 문제로 인식하지 못한다.

감정 조절 기능도 취약한 경우가 많다. 감당하기 어려운 감정이 큰 파도처럼 밀려온다. 절정의 기쁨과 분노 또는 눈물의 발작이 불쑥 나타나기도 한다. 뭔가 일이 생기면 스스로 통제하기 어려운 생각과 감정이 즉각적으로 분출된다. 이들은 한 발 물러서서 스스로를 다독이고 자신의 반응을 조절할 수 없다. 그들은 '행동'하는 것이 아니라 '과민 반응'한다. 그들은 적정선을 넘지 않기 위해 끊임없이 스스로를 점검하고 억눌러야 한다. 살아가면서 내내 이렇게 한다는 것은 매우 고된 일이다.

> **알고 있나요?**
>
> 부모나 자녀 중에 ADHD인 사람이 있는 가족은 지도 감독의 어려움이나 긴장 상태를 더 많이 경험하게 된다.

나는 회사를 하나 운영하고 있으며, 결혼해서 다섯 살짜리 아들과 여덟 살짜리 딸이 있다. 그런데 작년에 딸이 ADHD 진단을 받으면서 나도 ADHD가 있다는 사실을 알게 되었다. 그 애는 나와 판박이다.

어릴 때 나는 우리 집에서 '예술가'로 통했다. 사물을 남다르게 보는 능력을 가지고 있었기 때문이다. 내 분야에서 독창적이고 혁신적인 아이디어를 갖고 있다는 것은 큰 장점으로 꼽힌다. 물론 나를 잘 받쳐주는 직원들이 있어서 성과를 거둘 수 있었지만….

아직도 나는 어릴 때처럼 정리 정돈을 제대로 하지 못한다. 오랫동안 앉아 있지도 못한다. 몸을 움직일 수 없는 상황이 되면 나는 흥분하거나 몹시 긴장한다. 그러다 보니 스포츠는 언제나 내 삶에서 큰 부분을 차지해왔다.

학교 다닐 때는 수업에 집중하기 어려웠다. 딴생각을 자주 하고 초조했지만 그래도 나는 어떻게든 헤쳐나가긴 했다. 부모님과 선생님들이 많은 도움을 준 덕분이다.

지금은 아내가 내게 큰 도움을 준다. 아내는 내가 체계적인 생활을 할 수 있도록 이끌어주는 훌륭한 조력자이다. 나의 노력과 주변의 지지와 도움 덕분에 모든 일은 급하지만 잘 돌아가고 있다. 여전히 친구들은 내 속도를 "따라가기 힘들다"고 말한다.

— 폴(43세)

## 아동 vs. 성인, ADHD 증상의 특징 비교

### 주의력 문제

**아동**

- 흥미와 주의력을 유지하지 못한다.
- 딴청을 부리고, 금세 다른 놀이나 장난감에 관심을 보이는 일이 잦으며, 숙제를 마치지 못한다.
- 해야 할 일이나 약속을 잘 잊어버린다.
- 학교나 집에 필요한 물건을 놔두고 오거나 잃어버리는 일이 잦다.
- 숙제를 하다가 쉽게 화를 내며, 지속적인 노력이나 집중이 필요한 활동을 피하려고 한다.
- 산만해서 (부주의한) 실수를 많이 한다.
- 학교나 집에서, 또한 놀이를 할 때 지시에 따르지 않는다.
- 글을 읽을 때 단어나 줄을 빼먹고 읽거나 어디를 읽고 있었는지 자주 혼동한다. 본문에서 의미를 찾아내거나 읽은 내용을 이해하는 능력이 부족하다.
- 자신의 생각을 체계적으로 정리하지 못한다. 따라서 글을 쓰거나 많은 분량의 숙제를 하는 것도 힘들어한다.

**성인**

- 아동기와 같은 문제를 여전히 지니고 있으며 그로 인한 곤란은 더 커

진다. 해야 할 일은 더욱 복잡해지는데 다른 사람들의 지도나 도움을 받을 기회는 점점 줄어들기 때문이다.
- 대화를 길게 이어 가지 못한다. 다른 사람들은 이를 '관심 부족'으로 받아들일 수도 있다.
- 모임이나 약속을 잊어버리거나 지각한다.
- ADHD 증상을 극복하기 위해서, 예를 들어 산만해서 물건을 자주 잃어버리는 것을 줄이기 위해서 무척 애쓰지만, 계속 열쇠나 지갑 같은 물건을 잃어버리거나 시장 볼 목록 등을 까먹는다.

## 신체적 과잉행동

**아동**

- 마치 모터라도 달린 것 같다. 집에서든 학교에서든 가만히 있지 못하고 끊임없이 움직이고, 연필을 만지작거리거나 탁자 위에서 피아노를 치듯 손가락을 놀리고, 꼼지락거리고 발을 흔들고, 뛰어다니거나 아무 데나 올라간다.
- '수다쟁이'나 '따발총' 같은 별명이 있다.
- TV를 보는 도중에, 또는 식사나 숙제를 하다가도 갑자기 일어나 자리를 뜬다.
- 행동이 어설프고 너무 빨리 움

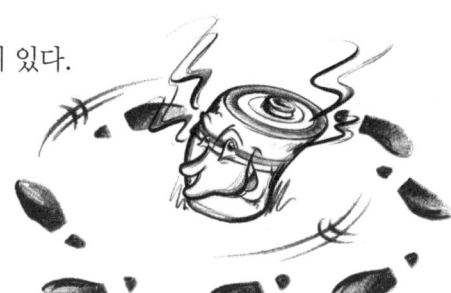

직이며, 물건을 넘어뜨리거나 망가뜨리고 자주 부딪힌다.
- 금방 흥미를 잃고, 컴퓨터 게임 같은 동적인 자극에 더 잘 반응한다.
- 글씨를 잘 못 쓰고 너무 빨리 적는다.

### 성인

- 여전히 안절부절못하지만 나이가 들면서 그 정도는 덜해지는 듯 보인다.
- 여전히 부산한 몸놀림을 의식적으로나마 줄이려고 하며, 다리를 꼬거나 팔짱을 낌으로써 자신을 통제하려고 애쓴다.
- 강의나 회의, 영화, TV를 보면서 계속 앉아 있지 못한다.
- 앉아 있기보다는 서 있는 것을 선호한다.
- 긴장을 풀거나 차분하게 있는 것이 어렵다. 이를 초조함이나 불안감으로 표현하기도 한다.
- 자극이 충분치 않으면 지루해하고 졸기도 한다.
- 몸을 움직이는 활동이나 직업을 선호한다. 움직이지 않고 가만히 있는 상태에서는 긴장과 불안감을 느낀다.
- 정해진 틀을 싫어한다. 극한 스포츠나 속도, 강박적인 도박을 할 때 느낄 수 있는 강렬한 감각을 추구한다. 컴퓨터 게임에 중독되기도 한다.
- 차분하게 앉아서 하는 활동에 참여하지 못한다.

## 체계화의 어려움

**아동**

- 일대일로 지시나 감독을 받으면 수행 능력이 좋아진다.
- 너무 많은 자극을 받으면 혼란스러워 갈피를 못 잡는다.
- 과제를 시작하기 어렵고, 마지막 순간까지 미루다가 결국은 늦게 제출할 때가 많다.
- 물건을 내팽개쳐서 방이나 집, 학교가 엉망이 된다.
- 지시에 즉각적으로 잘 따르지만 일시적일 뿐, 이내 지시 사항을 잊어버려서 지속적으로 지도하고 감독해야 한다.

**성인**

- 체계적으로 일상생활을 하거나 장기적인 계획을 세우지 못한다.
- 마지막 순간에 행동하거나 늦는다.
- 이미 할 일이 꽉 차 있는데도 "이것까지 할 시간은 돼."라고 생각하며 계속 일을 벌인다.
- 동시에 여러 가지 일을 진행하려고 한다.
- 예산을 짜거나 서류 업무를 하는 데 어려움이 있다.
- 집이나 직장에서 정리 정돈을 하지 못한다.

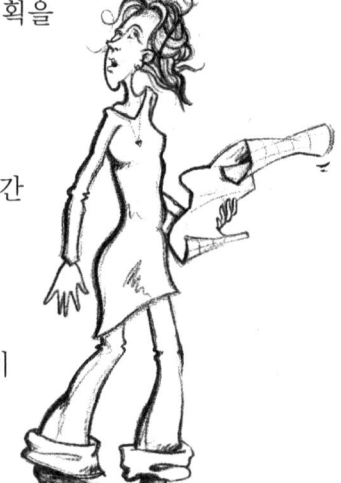

## 정서적 과잉반응

**아동**

- 감정에 휩쓸려서 때때로 분노 발작이나 눈물을 보이기도 한다.
- 쉽게 흥분하고, 흥분을 가라앉히기 어려워한다.
- 잘 잊어버리고, 지각하고, 지시를 따르지 못해 자책한다.
- 다른 사람들에게는 멍청하거나 문제가 많은 아이로 보인다.
- 자존감이 낮다.
- 스스로를 무능력하다고 여기고, 그래서 실패할 거라고 생각한다.

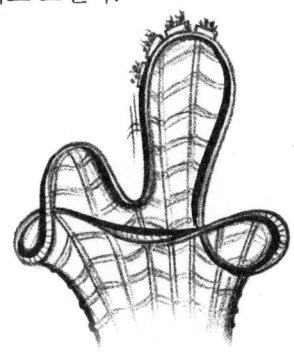

**성인**

- 모든 일에 과민 반응을 보이고 쉽게 화를 낸다.
- 지나치게 민감하거나 자주 눈물을 보이며, 신경이 곤두선다고 호소한다.
- 틀에 박힌 일상을 지루해한다.
- 만성적으로 자존감이 낮다.
- 자신에게 뭔가 이상이 있다고, 그래서 실패할 거라고 생각한다.

## 충동성

**아동**

- 멈추거나 속도를 늦추지 못한다.
- 다른 사람들에게 방해가 된다.
- 참을성이 없어서 모든 일이 즉시 해결되기를 원한다.
- 미래의 활동을 계획하지 못한다. 즉, 먼저 생각한 연후에 행동하는 것이 어렵다. 자신의 행동을 거의 되돌아보지 않는다.
- 자신의 말이나 행동이 일으킬 수 있는 위험이나 사회적인 영향을 고려하지 못한다.
- 자주 다친다. ADHD가 있는 아이는 다른 아이들보다 응급 의료가 필요한 사고를 당하는 일이 많다.

**성인**

- 아동기에 비해서는 자신을 잘 통제하지만 여전히 충동적인 면이 있기 때문에 스스로 느긋한 마음을 갖기 위해 노력을 기울여야 한다.
- 업무나 사적인 관계 또는 경제적 상황을 악화시킬 수 있는 충동적인 결정을 내리기 때문에 업무 재배치나 이직이 잦다.
- 기다리는 것을 못 견딘다.
- 과속을 하거나 산만하고 충동적으로 운전을 해서 사고의 위험이 높다.

## 대인 관계 문제

**아동**

- 제멋대로이거나 사나워 보여 대인 관계와 교우 관계가 나빠진다.
- 무엇이든 쉽게 잊어버리고 실수를 자주 저지른다.
- 침착하지 못하고 충동적이어서 또래에게 따돌림을 당하기도 한다.
- 익살을 부리거나 장난스러운 태도를 보일 때 또래에게 좀 더 쉽게 받아들여진다.
- 주의가 아주 산만한 경우, 위축된 것으로 보일 수도 있다.

**성인**

- 아동기에 갈등이 많았다면 성인이 되어서도 규칙을 잘 지키지 못하며, 물의를 일으키는 것처럼 보일 수 있다.
- 쉽게 싫증을 내고 변화를 위한 변화를 추구하는 성향 때문에 친밀한 인간관계를 오래 유지하지 못한다. 안정적인 관계를 유지하기가 힘들어 결혼한 이후에도 별거와 이혼율이 높고, 여러 번 외도를 하기도 한다.
- 안정적으로 직업을 유지하지 못한다. 짧은 기간에 여러 가지 직업을 갖는 경우가 많고, 그만두거나 해고당하는 비율도 높다.

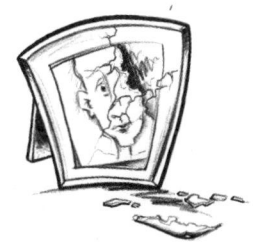

친구들은 나를 '토네이도'라고 부르며 놀려 대곤 했다. 나는 잠시도 가만히 있지 못하는, 충동적이고 말이 많은 '요란한 아이'였다. 초등학생 때는 건망증과 다른 어려움들이 있더라도 그럭저럭 지낼 수 있었다. 부모님과 선생님들이 나를 도와주었기 때문이다.

그러나 대학 생활은 처참했다! 나는 세 시간 동안 이어지는 강의를 따라갈 수 없었고, 결국 한 학기 만에 학교를 그만두어야 했다. 직장에서 상사는 나의 활동성은 인정했지만 내가 저지른 수많은 경솔한 실수들과 잦은 지각, 지시를 따르지 못하는 것을 비난했다. 결과는 해고였다!

여자 친구는 더 이상 나를 견딜 수 없다고 불평하면서 우리 사이에 관심이 있기는 한 거냐고 묻기까지 했다. 사실 나는 긴 대화를 이어 나갈 수 없었다. 대화 주제를 자꾸 놓치고 엉뚱한 말을 했다. 모든 것이 잘못되고 있었다.

그러다 ADHD에 대한 TV 방송을 보게 되었다. 마치 나에 대해서 이야기하고 있는 것 같았다. 그 길로 나는 병원을 찾아갔다. 의사는 나에게 복합성 ADHD가 있다고 진단했다. 이후의 치료는 효과적이었고 내 삶의 질은 놀라울 정도로 높아졌다. 이것이 3년 전의 일이다. 지금 나는 대학에 돌아가서 매우 잘 지내고 있다. 조만간 졸업을 한다는 것보다 더 중요한 일은 내 삶이 균형을 찾았다는 사실이다. 이것은 내게 엄청 소중한 일이다.

― 조너선(25세)

나는 두 아들을 둔 엄마이다. 내 아들들은 지금 내 모습에서 그동안 내가 겪어온 일들을 상상도 할 수 없을 것이다. 나는 어린 시절부터 ADHD 증상이 있었지만, 열여섯 살 때 처음 ADHD 진단을 받았다. 항상 산만했고 부주의했으며 매우 예민했다. 하지만 과잉행동을 보였던 적은 없다. 다만, 마치 거대한 파도와 같은 감정의 물결에 압도되는 일이 많았고, 그럴 때면 나는 혼자 틀어박혀 울기 일쑤였다. 내 기분은 날씨처럼 변덕스러웠다. 잡념이 많은 데다가 작은 소음에도 쉽게 산만해졌기 때문에 수업을 따라갈 수가 없었다. 난 쓸모 없고 아무것도 제대로 해내지 못할 거라고 스스로에게 되뇌고 있었다. 결국 난 초등학교를 마칠 무렵 학교를 그만두었다.

호된 사춘기를 겪으며 나는 낙심하고 지친 나머지 알약 한 통을 삼키고는 응급실로 옮겨졌다. 그곳에서 만난 의사가 내게 ADHD가 있다는 것을 알아차렸다. 그 이후 나는 치료약을 복용하면서 내 삶을 정비할 수 있었다. 나는 천천히 현실 세계로 돌아왔고 자신감을 회복하게 되었다. 하고 싶은 공부도 찾아냈다. 지금 나는 ADHD를 극복하기 위해 매일 약을 먹고 일하며 잘 헤쳐나가고 있다.

내 아들도 ADHD가 있다. 난 아들이 내 전철을 밟지 않기를, 그리고 사람들이 아들에게 심하게 대하지 않기를 간절히 바란다.

— 모니카(38세)

**역학(Epidemiology)**

역학이란 어떤 질병이 특정 인구집단 안에서 얼마나 발생하는지를 연구하는 학문이다. 연구자들은 전체 아동 중 약 5%가 ADHD를 가지고 있다고 보고하고 있다. 각 연구에서 사용한 진단 기준이나 지역에 따라 이 수치는 2~12%로 다양하게 보고된다. 추적 연구에 따르면 ADHD로 진단 받은 아동 중 절반 이상은 어른이 된 후에도 ADHD 증상을 보인다. ADHD 관련 역학 연구 사례는 아직 많지 않지만, 연구자들은 전체 인구 중 약 4% 정도가 ADHD가 있을 것이라고 추정한다.

그간의 연구들은 ADHD 남자아이와 여자아이의 비율을 9:1에서 3:2로 추정하고 있다. ADHD 성인의 남녀 비율은 3:2 정도이다. 여자아이들이 주로 딴생각에 잠기는 것에 비해 남자아이들은 안절부절못하고 조바심을 내며 행동 문제를 더 많이 보인다. 이 때문에 ADHD 남자아이가 여자아이에 비해 일찍 쉽게 발견된다.

**ADHD 진단 방법**

누구든지 여러 상황에서 안절부절못하거나 충동적이거나 산만한 모습을 보일 수 있다. 그렇다면 이런 증상이 ADHD로 인한 것인지 어떻게 알 수 있을까? 어떻게 ADHD 진단을 내리는 것일까? 무엇 때문에 ADHD에 대한 도움을 찾게 되는 것일까?

어떤 사람들은 ADHD에 대해 읽고 그 내용이 자신과 일치한다고 생각해서 의사를 찾아온다. 가족 구성원, 특히 자녀가 ADHD 진단을 받은 후에 자신의 증상도 ADHD로 설명될 수 있는지를 확인하고 치료가 가능한지 알아보는 부모도 있다. 불안이나 우울과 같은 다른 문제 때문에 의사를 찾았다가 ADHD 진단을 받는 경우도 있다. 어떤 경우이든 철저한 진단 과정을 따르는 것이 매우 중요하다.

다음 항목들은 ADHD 진단을 내리고 치료 계획을 세우기 위해 확인해야 할 사항들이다.

- 아동기 ADHD 증상의 존재 여부
- 청소년기와 성인기에도 지속되는 ADHD 증상
- 학교, 직장, 가정, 친구 및 가족 관계 등 여러 일상생활에 끼친 영향
- 일상적인 사생활과 사회생활(직장이나 학교, 다른 사회 집단)에서 경험하는 어려움들
- 전반적인 건강 상태
- 우울, 불안, 음주, 약물 복용 등의 문제
- 운동, 식습관, 수면 습관 등의 생활 습관
- ADHD 증상을 극복하기 위한 노력(습관만들기, 메모하기)
- 장점과 관심 분야

진단을 내리기까지 오랜 시간이 걸리고 여러 번의 상담이 필요한 경우도 있다. 의사는 정보를 확인하거나 추가 정보를 얻기 위해 가족과 면

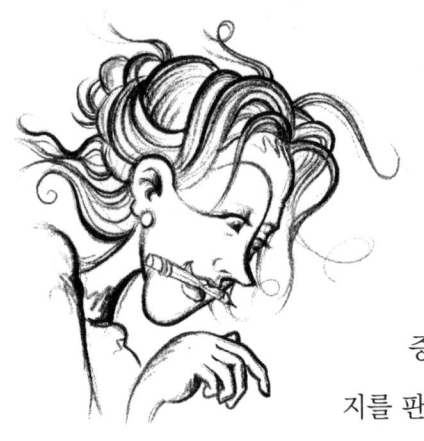
담을 할 수도 있다.

무엇보다도 중요한 과정은 설문지 검사의 도움을 받으면서 아동기에 ADHD와 관련된 증상이 있었는지를 찾아내는 면담이다. 그리고 나서 증상들이 성인기인 현재에도 지속되는지를 판단한다. 적응 전략들을 탐색하고 현존하는 증상의 강도와 일상생활에 미치는 영향을 평가하여 치료 계획과 그 접근 방법을 이끌어 낼 수 있다.

ADHD 증상과 함께 다른 문제를 보이고 있는지 확인하는 것 또한 필수적이다. 동반되는 문제가 있다면 ADHD의 진단과 치료 과정이 모두 더욱 까다로워질 수 있다.

신경심리 검사는 매우 유용하지만 ADHD 진단용의 특정한 신경심리 검사는 따로 없기 때문에 이것만으로 최종적인 진단을 내릴 수는 없다. 그러나 ADHD 진단에 도움이 되는 검사용 설문지가 몇 가지가 있으며, 코너스, 브라운, 바클리 등이 고안한 검사들이 이에 해당한다.

이 검사들에는 ADHD로 인한 다양한 증상의 항목이 포함되어 있다. 중요한 것은, 다른 문제로 인해 특정 항목에 유의한 답변을 하게 될 수 있음을 인지하는 것이다. 이 설문 검사에서 매우 높은 점수가 나온다 해도 ADHD일 수도 있다는 결론이 나오는 것이 고작이며 최종적인 ADHD 진단의 근거가 될 수는 없다.

예를 들어 불안하고 걱정에 빠진 사람은 (불안해서) 집중을 할 수가 없고 (두려움에 가득 차서) 다른 일을 잘 잊어버리고 초조하거나 긴장된 느낌이 든다고 답변할 수 있다. 따라서 설문 검사는 증상의 빈도나 강도를 측정하고 추적 관찰 기간에 일어나는 변화를 감지하기에 적절하다.

ASRS-v1.1(ADHD Self-Report Rating Scale, http://webdoc.nyumc.org/nyumc_d6/files/psych_adhd_checklist.pdf, 국내용 논문 : http://dx.doi.org/10.4306/pi.2013.10.1.41)은 성인 ADHD를 선별하기 위해 고안되었다. 선별 검사에서 양성으로 나오면 이 증상이 아동기에도 있었는지를 확인하는 것이 중요하다. WFIRS(Weiss Functional Impairment Rating Scale, www.caddra.ca)는 ADHD와 관련된 기능 장애를 측정하는 매우 유용한 도구이다. 산드라 코이(Sandra Kooij) 박사 연구 팀은 성인 ADHD 평가를 위한 설문지(웹사이트와 어플리케이션 모두 가능, DIVA 2.0, www.divacenter.eu)를 만들었다.

북아메리카를 비롯한 여러 나라에서 ADHD를 진단하기 위해 사용하는 기준은 미국정신의학회(American Psychiatric Association)가 출판한 《정신질환통계진단편람》 제4판(*Diagnostic and Statistical Manual of Mental Disorder*, 4th edition, DSM-IV)의 분류 체계에 기반을 두고 있다. 진단 기준을 요약한 표가 다음에 제시되어 있다. DSM의 제5판(DSM-V)은 성인 ADHD의 진단에 관련된 구체적인 정보를 수록하고 있다.

### ADHD의 진단 기준

주의력 결핍에 관한 다음 증상 가운데 6가지 이상, 과잉행동에 관한 다음 증상 가운데 6가지 이상이 부적응적이고 발달 수준에 맞지 않는 정도로 지속될 경우.

#### 1. 주의력 결핍

- ☐ 세부적인 면에 면밀한 주의를 기울이지 못하거나 부주의에서 오는 실수를 저지른다.
- ☐ 집중력을 오래 유지할 수 없다.
- ☐ 다른 사람이 직접 말을 하는데도 경청하지 않는 것처럼 보인다.
- ☐ 지시를 잘 따르지 못하거나 과제를 완수하지 못한다. (반항적인 행동을 보이는 것은 아니다.)
- ☐ 과제나 활동을 계획을 세워 체계적으로 하지 못한다.
- ☐ 지속적인 정신 집중을 요구하는 과제를 피하거나 하더라도 마지못해 한다.
- ☐ 일이나 활동에 필요한 물건들을 잃어버린다.
- ☐ 외부의 자극에 의해 쉽게 산만해진다.
- ☐ 일상적으로 해야 할 일을 자주 잊어버린다.

#### 2. 과잉행동과 충동성

**과잉행동**

- ☐ 손과 발을 가만히 두지 못하고, 앉은 자리에서도 계속 꼼지락거린다.
- ☐ 앉아 있어야 하는 수업이나 다른 상황에서 자리를 벗어난다.
- ☐ 지나치게 뛰어다니거나 기어오른다. (나이가 들면 초조하고 차분하지 못하다는 인상을 준다.)

- ☐ 수업이나 여가 활동에 끝까지 참여하지 못한다.
- ☐ 쉽게 들뜨거나 흥분한다.
- ☐ 말을 너무 많이 할 때가 잦다.

**충동성**
- ☐ 질문이 끝나기도 전에 성급하게 대답한다.
- ☐ 차례를 기다리지 못한다.
- ☐ 다른 사람의 활동을 방해하고 간섭한다.

### 아동이나 성인이 다음 항목에 모두 해당하면 ADHD로 진단

- ☒ 7세 이전에 일부 증상이 시작되었다.
- ☒ 적어도 두 가지 이상의 영역(가정, 학교, 직장 등)에서 이러한 증상으로 인해 기능의 저하가 존재한다.
- ☒ 증상이 여러 생활 영역(사회생활, 학업, 직장생활 등)에 심각한 영향을 미친다.
- ☒ 증상이 6개월 이상 지속되고, 다른 정신적 장애 또는 정서적 장애(예를 들어 불안 장애)로 이 증상을 설명하지 못한다.

> **주의력 결핍 우세형 ADHD**: 1. 주의력 결핍 항목 해당
> **과잉행동 우세형 ADHD**: 2. 과잉행동과 충동성 항목 해당
> **복합형 ADHD**: 1, 2 항목 모두 해당(가장 흔한 형태)

*Diagnostic and Statistical Manual of Mental Disorder,* 4th edition (DSM-IV), American Psychiatric Association. Washington DC:1944.

ADHD가 있는 사람은 긴 시간 동안 집중력을 유지하지 못하는 것은 물론, 일상생활에서 매우 산만한 모습을 보인다. 어떤 상황에서는 증상이 더 심해지기도 하고 사안에 따라 수행 능력이 달라지기도 한다. 이 때문에 진단이 어려워지며, 왜 이렇게 기복이 심한지 이해하지 못하는 가족과 친구들은 오해를 하기도 한다.

**증상이 악화되는 상황**

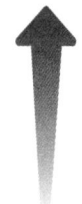

- 지속적인 집중력과 정신적 노력을 요하는 과제를 할 때
- 재미없거나 새롭지 않고, 즉각적인 만족을 주지 않는 활동을 할 때
- 집단 상황(어린이집, 학교, 아이들의 모임, 회의나 직장, 여러 사람과의 대화 등)

---

**증상이 덜 심하거나 최소화되는 상황**

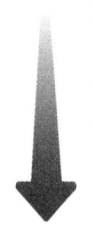

- 가까이에서 누군가가 감독하거나 직접 감시하고 있을 때
- 개별 지도를 받거나 일대일로 대화할 때
- 재미있거나 즉각적인 이득이 있는 활동을 할 때(예를 들어 컴퓨터 게임), 새로운 활동을 할 때(예를 들어 누군가를 처음으로 만나거나 병원에 처음 방문할 때)

ADHD가 있는 사람은 집중력이 없는 것이 아니라 조절하고 자제하고 억제하는 능력이 부족한 것이다. 이 사실을 기억하는 것이 매우 중요하다. 이런 증상은 자신의 능력으로 어떻게 할 수 있는 일이 아닌 것이다. 러셀 바클리 박사의 표현에 따르면, ADHD가 있는 사람은 스스로 통제하기를 원치 않는 것이 아니라 통제할 능력이 없는 것이다.
집중력에는 여러 가지 유형이 있다.

**지속적 집중력**(sustained attention): 지루하고 긴 일이더라도 같은 일에 집중할 수 있도록 한다.
예: 무엇인가가 나타나거나 움직이기를 기다리면서 빈 화면을 보고 있는 항공 교통 관리자. 제조 결함을 찾아내기 위해 컨베이어벨트 위를 지나가는 생산품들을 검사하는 공장 노동자. 이 두 사람은 긴 시간 동안 방심하지 않아야 한다.

**동시 집중력**(divided attention): 동시에 여러 가지 일을 처리하는 데 관여한다. 이것은 우리가 모든 부분에 최소한의 주의력을 기울인 상태를 유지하며 어떤 일에서 다른 일로 옮겨 갈 수 있도록 해준다.
예: 저녁 식사 준비를 하며 아이들을 지켜보고 전화 통화를 하는 주부. 손님과 이야기를 나누며 머리로는 판매 이익을 생각하고, 손은 '최적의 가격'을 구하기 위해 계산기를 두드리고 있는 판매원.

**선택적 집중력**(selective attention): 우리를 산만하게 만들 수 있는 다른 자극들을 무시하면서 어떤 특정한 일에 초점을 맞출 수 있도록 한다.
예: 소란한 방에서 대화를 이어가는 사람. 창밖 운동장에서 뛰어노는 아이들이 보이고 지난 여름방학에 있었던 일이 머리에 스쳐가기도 하지만, 그래도 선생님 말씀을 경청하고 있는 아이.

## ADHD와 관련하여 발생하는 문제들

ADHD가 있는 사람들 중 상당수가 다른 문제를 동시에 갖고 있다. 이런 동반 문제들은 ADHD 진단을 복잡하게 만들며, 치료 계획을 세울 때 반드시 이를 고려해야 한다.

많은 ADHD 아동이나 성인들이 학습 장애를 동시에 보이는 반면, 학교에서 별 문제가 없어 뒤늦게 ADHD 진단을 받는 사람도 있다.

ADHD와 관련된 증상들은 삶의 여러 방면에서 중대한 영향을 미칠 수 있다. 대개 학교를 일찍 그만두어 결과적으로 낮은 학력을 갖게 되는 경향이 있다. 여러 직업을 전전하거나 낮은 보수를 받는 경우도 흔하다. 이혼율과 개인 파산 확률도 (일반인보다) 높다. 미국에서 시행된 연구에 따르면 ADHD가 있는 젊은 운전자들의 교통 사고 확률과 청소년의 우발적 임신 확률은 또래 집단에 비해 높다.

많은 ADHD 성인들은 어릴 때 밤에 잠드는 것, 즉 '두뇌의 전원을 끄는 것'이 어려웠다고 회상한다. 넘치는 에너지 때문에 중간에 깨는 경우도 있고, 아침에는 일어나기가 어려운 경우도 있다. 그리고 많은 경우 이런 수면 문제들은 성인이 되어서도 지속된다. 최근의 연구들은 수면 부족과 ADHD 자체가 비만의 위험을 높인다고 보고한다. 제시간에 식사를 계획하고 준비하지 못하고, 패스트푸드를 자주 섭취하고, 식사를 거르거나 충동적으로 섭취하는 바람에 비만을 초래하기도 한다.

ADHD로 고통을 받는 아동의 절반 가량이 반항적인 행동을 보인다. 그중 소수, 특히 남자아이들은 엄격한 지도가 필요한 심각한 행동 문제를 보이게 되며, 심한 경우에는 법적인 문제를 일으키기도 한다. 이 아동들은 성인기에 약물 중독이나 심각한 인격 장애를 보일 위험이 훨씬 높다. 이런 경우에는 적절한 지도와 분명한 규칙 적용, 그리고 (행동에 따른) 결과를 원칙에 맞게 적용하는 것이 치료 과정에서 필수적이다. ADHD와 관련된 충동성을 줄일 수 있는 약물을 복용하는 것도 재발을 감소시키는 방법이 될 수 있다.

ADHD가 있는 성인 중 거의 절반이 살아가면서 어느 시점에서 불안이나 우울증을 겪게 되므로, 이를 잘 진단하고 치료하는 것이 중요하다. ADHD와 흔히 함께 나타나는 예기 불안은 ADHD 자체의 표준 치료만으로도 좋아진다.

그러나 ADHD 치료제 때문에 악화될 수 있는 불안 장애도 있다. 범불안 장애, 공황 발작, 강박 장애 등이 이에 해당한다. 그전부터 존재했던 불안 증상이 정신자극제 복용 이후에 더 심해졌다고 보고하는 경우가 있다. 약을 복용한 후 불편함이나 초조한 느낌을 호소하는 경우도 있다.

이런 증상이 있다면 ADHD 치료법이 좀 더 까다로울 수 있다.

ADHD가 있는 사람들 중 상당수는 자존감이 낮다. 이들의 낮은 자존감이 회복되어야 한다. 낮은 자존감으로 인한 슬픔이나 인생에 대한 피로감을 반드시 주요 우울증 증상으로 볼 수는 없다.

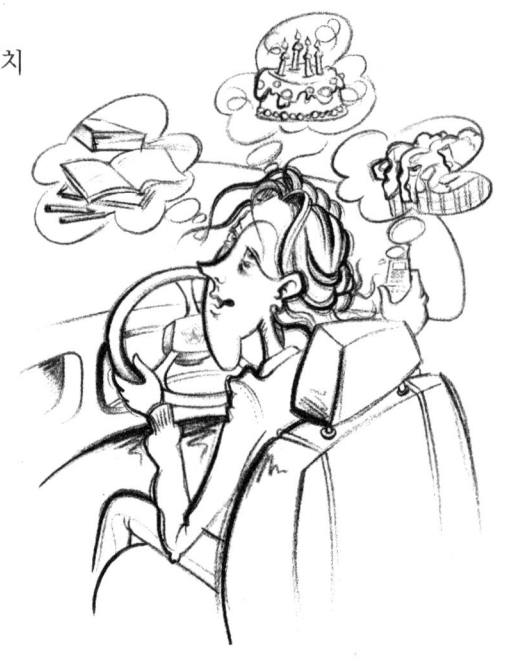

ADHD 성인 둘 중 하나는 어느 시점에 우울증을 겪는다는 임상 연구 결과가 있다. 아이들도 우울증을 겪을 수 있다. 따라서 우울 증상을 알아차리고, 우울증이 있는 것이 확인된다면 적극적으로 치료하는 것이 매우 중요하다.

ADHD가 있는 사람들 중 특히 과잉행동 경향이 있는 사람들은 과민하고 변덕스러운 기분 변화가 흔히 나타난다. 그들은 화를 내다가도 갑자기 차분해지거나 쉽게 눈물을 글썽이기도 한다. '성미가 급하다'거나 '민감하다'고 평가되는 경우가 많다. 이런 종류의 증상은 양극성 기분 장애 또는 조울증이라고 불리는 상태와 혼동되기도 한다.

ADHD와 양극성 기분 장애를 동시에 갖고 있는 사람도 있다. 이런 경우에는 진단뿐만 아니라 치료도 어려워지는데, 이는 ADHD의 약물 치료제가 내재되어 있는 양극성 기분 장애의 균형을 깨뜨릴 수도 있기 때문이다. 양극성 기분 장애가 있는 성인의 ADHD 치료는 정신건강의학과 전문의의 조언을 필요로 한다.

# Section 1

## 기억할 것

◎ 전체 아동의 5%와 성인의 4% 정도는 ADHD가 있다.

◎ ADHD는 크게 주의력 결핍 증상과 과잉행동·충동성 증상으로 나타난다.

◎ ADHD 증상은 아동기에 발생하고, 성인기까지도 어려움을 겪는 경우가 대다수이다.

◎ ADHD는 여러 방면의 일상생활에 영향을 끼치고 곤란에 빠뜨린다.

◎ ADHD 진단은 의사의 철저한 평가 후에 내려져야 한다.

◎ ADHD가 있는 사람 중 다수가 다른 (정신적) 문제도 보이게 된다.

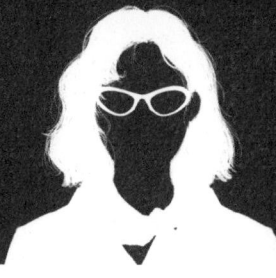

2장

# ADHD, 무엇이 진실인가?

### 신경생물학적·유전적 원인들

ADHD의 정확한 원인은 아직 확실히 밝혀지지 않았다. 이 장에서는 그 주제에 대한 과학 문헌들을 알아보고, 유전학, 신경심리학, 신경생물학, 그리고 뇌 영상 기술 연구로 밝혀진 ADHD에 관한 진실들을 살펴본다.

ADHD는 유전적으로 전달되는 성향이 강한 신경학적 장애다. 신경생물학적 연구들은 도파민과 노르아드레날린 같은 신경전달물질의 불균형을 규명해왔다.

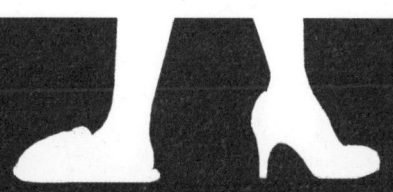

# ADHD, 무엇이 진실인가?
## 신경생물학적·유전적 원인들

ADHD의 정확한 원인은 아직 확실히 밝혀지지 않았다. 여기서 우리는 이 주제에 대한 과학 문헌들을 조사해 볼 것이다. 이와 함께 유전학, 신경심리학, 신경생물학, 그리고 뇌 영상 기술 연구로 밝혀진 ADHD에 관한 진실들을 살펴볼 것이다.

**좀 더 알아보기**

사람들은 모두 다르다. 각자 자신만의 개성, 지능, 잠재력, 학습 능력, 재능, 그리고 장애를 가지고 있다. 주위의 도움을 많이 받을 수 있는 사람도 있고 거의 받지 못하는 사람도 있다. 이런 요소들과 또 다른 많은 것들이 모두 개개인의 경과에 영향을 미친다. 이것이 의사들이 예후라고 부르는 것이다.

**유전학**

유전학 연구 결과는 머리카락과 눈의 색깔이나 키와 같이 ADHD에서도 유전적으로 전이되는 요인이 상당히 많다는 사실을 보여주고 있다. 많은 경우에 가족 연관성이 밝혀질 수 있다. 많은 학자들이 ADHD와 관련이 있는 유전자를 밝혀내기 위해 노력하고 있다.

생애 초기에 뇌에 손상을 입히는 환경적인 요인들도 있다. 출생 당시의 산소 부족이나 조산 또한 유전적인 원인과 유사하게 ADHD 증상을 유발할 수 있다.

한 가족 안에서도 그 임상 양상은 매우 다양할 수 있다. 예를 들어, 주의력 결핍 우세형 ADHD인 어머니가 ADHD가 아닌 딸이나 복합형 ADHD가 있는 아들을 낳을 수도 있다.


**신경심리학**

브라운 박사는 ADHD를 설명할 때 뇌의 기능을 오케스트라 연주에 비유한다. 연주자들 개개인의 기교가 아무리 뛰어나더라도 서로 조화를 이루었을 때만 제대로 공연할 수 있기 때문이다. 이 비유에서 지휘자의 역할은 뇌의 실행 기능을 의미한다. 연주할 곡은 주어진 과제를, 그리고 연주자들은 기억, 집중, 움직임, 사고와 정서 등을 의미한다.

ADHD가 있는 사람의 뇌에서는, 오케스트라의 단원들 개개인은 훌륭한데 지휘자가 산만하고 규칙을 따르지 않아 단원들을 조화롭게 지휘하지 못한다. 교향곡은 금세 불협화음이 되어 버린다! 단원들은 저마다 순간순간 자신의 리듬과 강도에 따라 마음대로 연주를 한다. 이런 경우에는 연주자들이 다른 이들과 조화가 이루어지게 자신의 파트를 더욱 잘 연주할 수 있게 도와줄 부가적인 기법이 사용되어야 한다.

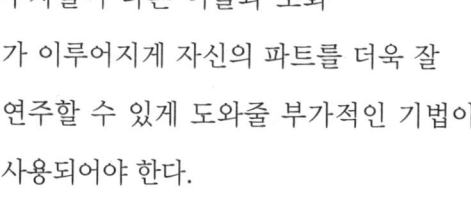

임상 연구에서 보면, 실행 기능에 대한 연구가 ADHD와 연관이 있는 어려움들을 이해하는 데 많은 도움을 준다. 많은 신경심리 검사들이 몇몇 실행 기능의 정도를 측정하는 데 사용될 수 있다. 하지만 어떤 검사도 ADHD를 명확하게 발견할 수는 없다. 어떤 단일 검사로도 ADHD를 확정적으로 진단할 수 없다. ADHD가 분명한데도 신경심리 검사 결과가 정상으로 나오는 사람도 일부 있다.

한편, 집중력과 실행 기능을 평가함으로써 객관적으로 인지 기능에 대한 영향을 알아볼 수 있고, 치료의 지침을 얻을 수 있다. 이러한 평가들은 우울, 불안과 같은 다른 문제들과 관련된 집중의 어려움을 분석하는 데도 도움을 줄 수 있다. 학습 장애가 있는지, 만일 문제가 있다면 지능지수(IQ)가 어느 정도인지를 알아볼 수도 있다.

## 신경생물학

우리 뇌에서 어떤 생각, 움직임, 행동, 정서 같은 메시지 또는 정보의 흐름은 모두 신경 세포(뉴런)들의 거대한 연결망을 통해 이루어진다. 신경 세포가 다른 신경 세포에게 '말을 걸기' 위해서 신경전달물질을 방출하는데, 이것은 마치 특별한 열쇠같이 이웃 신경 세포의 잠긴 문을 열 수도 있고, 처음 받은 메시지 전달을 좀 더 느리거나 빠르게 변화시킬 수 있다.

연구에 따르면 두 가지 형태의 신경전달물질, 즉 도파민과 노르아드레날린이 어떤 자극을 분석하고 그 자극이 일으키는 반응을 조절함으로써 집중력을 조절하는 데 중요한 역할을 한다고 밝혔다. 다른 신경전달물질들도 아마 관련이 있을 것이다. 최근 연구 결과들은 집중력의 근원이 되는 메커니즘이 얼마나 복잡한지 정도만을 제시하고 있을 뿐이다. 연구자들이 ADHD의 증상과 약물 반응을 설명하는 데 도파민 전달의 결함을 제기한 것이 그리 오래전 일이 아니다.

노르아드레날린에 작용하는 약제가 ADHD 증상을 호전시킨다는 사실로 인해서, ADHD에 여러 메커니즘이 작용한다는 가설이 대두되고 있다.

노르아드레날린과 도파민이 정상적으로 작동할 때는 주어진 자극에 대해 우리가 집중해야 하는지 여부를 결정하도록 도와줄 수 있다. 우리가 과제를 할 때 과제에 대해 체계적으로 계획을 세워 수행할 수 있도록 해주고, 꾸물거리지 않고 시작하도록 해주며, 중요하지 않은 것들은 무시하고 하고자 하거나 해야만 하는 일에는 집중할 수 있도록 해준다.

몇몇 연구에 따르면, 노르아드레날린은 새로운 것에 집중하는 일에 관여하고, 도파민은 관심을 지속하는 일에 관여한다.

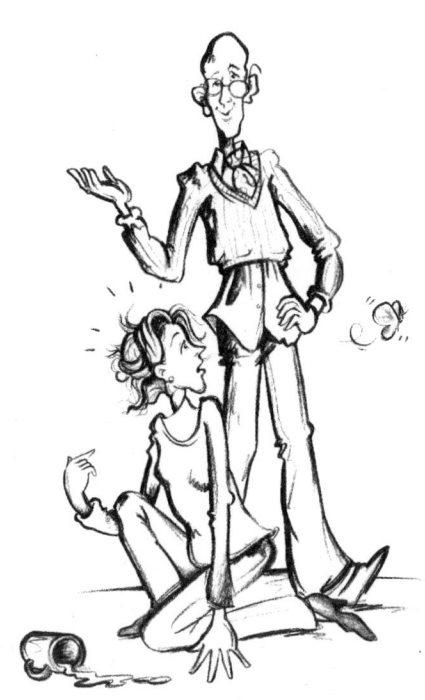

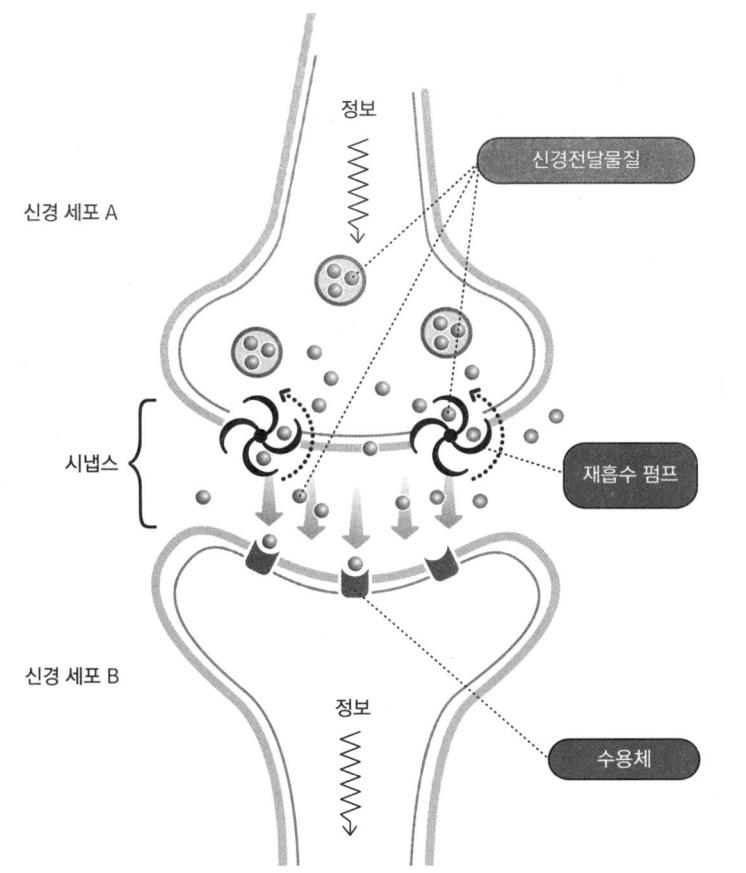

정보는 신경 자극의 형태로 신경 세포 A를 통해 전달된다. 이 자극은 두 신경 세포 사이의 특수한 틈새 영역인 시냅스에 신경전달물질(예를 들어 노르아드레날린 또는 도파민)을 내보내고, 신경 세포 B의 수용체에 결합하며 정보를 전달한다. 수용체에 결합하지 못한 신경전달물질은 시냅스 공간에 신경전달물질의 과잉을 막기 위해 재흡수 펌프를 통해 다시 흡수된다.

**뇌 영상 기술**

뇌 영상 기술 덕분에 연구자들은 ADHD가 있는 집단과 없는 집단을 비교해 볼 수 있게 되었고, 두 집단 간에 해부학적 차이나 기능적 차이가 있는지 여부를 알아볼 수 있게 되었다.

뇌 영상 연구는 자기 공명 영상(MRI)과 컴퓨터 단층 촬영(CT scan)을 이용한다. 두 집단의 뇌 영상은 약간의 해부학적 차이를 보여주는데, 특히 뇌의 특정 부위는 ADHD가 있는 집단에서 그 크기가 다르게 나타난다. 이러한 차이가 통계학적으로는 의미 있지만, 개개인의 환자를 조사했을 때 꼭 관찰된다고 할 수는 없다.

활동 중인 뇌를 검사하기 위해서는 기능적 자기 공명 영상(fMRI)과 양전자 방출 단층 촬영(PET scan) 같은 최첨단 기술들이 이용된다. 이러한 첨단 검사들은 해부학적 차이에 의해서 ADHD가 있는 사람들의 뇌가 다르게 작동하고 있음을 보여준다.

**알고 있나요?**

뇌 영상 기술들은 ADHD의 메커니즘을 밝히려는 연구에서는 유용하지만, ADHD의 임상적 진단이나 치료에서 표준 방법으로 권장되지는 않는다.

# Section 2

## 기억할 것

◎ ADHD는 유전적으로 전달되는 성향이 강한 신경학적 장애이다.

◎ 신경생물학적 연구들은 신경전달물질인 도파민과 노르아드레날린의 불균형을 규명해왔다.

◎ 이러한 생물학적인 불균형은 ADHD 치료에 사용하는 약물의 유익한 효과를 설명해준다.

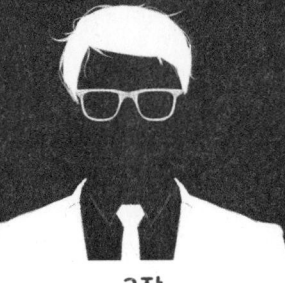

3장

# 약은 꼭 먹어야 하나?

## 약물 복용과 부작용

ADHD의 치료는 진단을 확정하고 ADHD에 대한 정보를 얻으면서 시작된다. 이 장에서는 현재 사용 가능한 ADHD 치료제에 관한 정보, 예를 들어 복용법, 복용 시 주의 사항, 약물의 작용 구조, 부작용 등을 상세히 다루고 있다.

사람에 따라 다른 약에 비해 특정한 약에 대한 치료 반응이 더 좋을 수도 있다. 치료 방법을 결정할 때 의사는 불안, 우울 등 관련된 여러 문제를 염두에 두어야 한다.

# 약은 꼭 먹어야 하나?
## 약물 복용과 부작용

ADHD의 치료는 진단을 확정하고 현재 증상에 대해 정보를 얻으면서 시작된다. 아동기부터 ADHD로 인해 고통을 받았던 성인들은 드디어 자신들이 왜 그동안 어려움을 겪어야 했는지 이해할 수 있게 된 것에 안도하기도 한다. 그러나 많은 사람들은 좀 더 일찍 ADHD에 대해 알지 못한 것에 대해 아쉬워하고 안타까워한다.

삶의 질을 높일 수 있는 가장 적합한 치료 방법을 고르기 위해서 의사와 환자는 ADHD가 영향을 미치고 있는 모든 생활 영역을 함께 탐색해 나간다. 환자의 강점을 찾아내는 것은 물론이고 환자의 적응 전략에도 여전히 존재하는 장애를 드러내기 위해 노력한다.

여기서는 현재 가능한 치료법에 대해 다룰 것이다. 승인된 ADHD 치료제들은 50~70%의 ADHD가 있는 사람들의 증상을 호전시킨다. 사람마다 치료 반응이 더 좋은 약이 따로 있을 수도 있다. 치료 방법을 결정할 때 의사는 불안이나 우울 등 관련된 여러 문제를 염두에 두어야 한다. 정신 치료(psychotherapy)도 어떤 환자들에게는 도움이 될 수 있다. 이 책에서 소개된 약물들이 모든 나라에서 사용 가능한 것은 아니며, 나라에 따라 상품명이 다른 경우도 있다. 이 책에서는 북아메리카 지역에서 사용되는 상품명을 사용하고 있으며, 각 약물의 성분명도 제시하고 있다.

현재 ADHD 증상을 줄이는 데 효과가 있다고 알려진 약물들은 모두 노르아드레날린과 도파민의 신경 전달 과정의 효능을 증진시켜 뇌가 집중할 수 있도록 도와준다. ADHD 치료제에는 정신자극제와 비정신자극제 두 계통이 있다.

### 알고 있나요?

이상적인 ADHD 치료제는 부작용은 적고, 하루 종일 ADHD 증상을 상당히 완화시킬 수 있으며 저렴한 가격으로 구입할 수 있는 약이다. 연구가 발전하면서 새로운 분자 물질이나 활성화된 약을 체내에 전달하는 새로운 방법들이 소개되고 있다. 예를 들어 Vyvanse®은 비활성 약물(prodrug: 신체 내에서 효소·화학 물질로 인해 약으로 활성화되는 비활성 물질)의 메커니즘으로 작용한다. 이 약이 약효를 발휘하려면 여기에 함유된 리스덱스암페타민(lisdexamfetamine)이 효소에 의해 분해되어 이 과정에서 내부의 덱스트로암페타민(dextroamphetamine)이 방출되어야 한다. Vyvanse®의 약효는 아동의 경우 13시간, 성인은 14시간까지도 유지되는 것으로 알려져 있다.

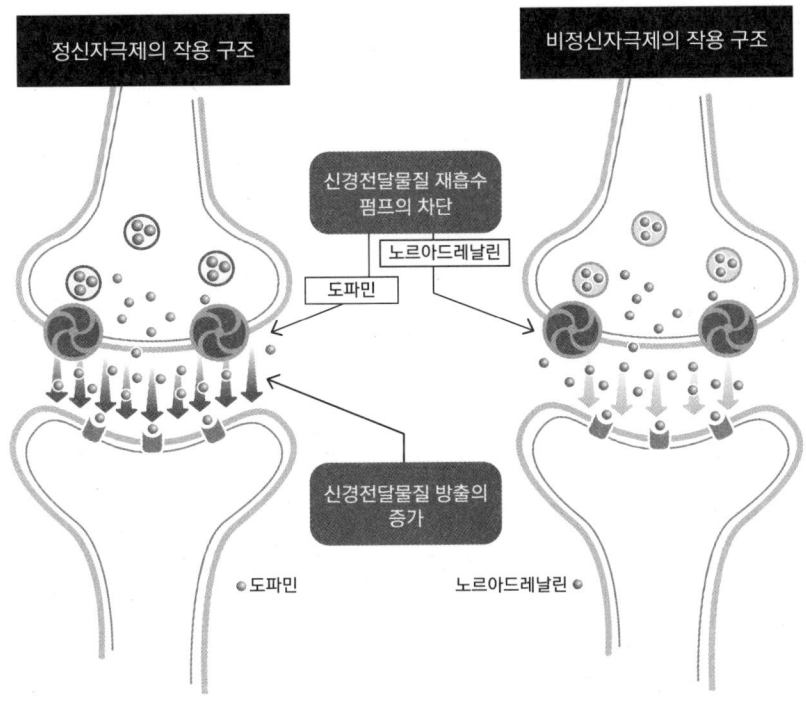

정신자극제는 도파민 재흡수 펌프를 차단함으로써 신경 연접, 즉 시냅스의 도파민을 늘리고 도파민 분비를 증가시킨다. 정신자극제는 크게 다음 두 종류로 나눌 수 있다.

(1) 암페타민 계열 : 덱스트로암페타민을 함유한 약물(Dexedrine®, Vyvanse®)과 암페타민 염(amphetamine salt)을 함유한 약물(Adderall®, Adderall XR®)

(2) 메틸페니데이트 계열 : 다양한 형태로 되어 있어 활성화 물질을 각각 다른 방식으로 방출시키는 약물(Biphentin®, Concerta®, Daytrana®, Focalin®, Focalin XR®, Metadate CD®, Quillivant XR®, Ritalin®, Ritalin

LA®) (국내에서는 메틸페니데이트 계열의 약물만 처방되고 있다. - 옮긴이)

비정신자극제 중 아토목세틴(atomoxetine; Strattera®)은 노르아드레날린 재흡수 펌프를 차단해서 노르아드레날린을 증가시키고, 구안파신(guanfacine; Tenex®, Intuniv®)은 시냅스 후부의 알파-2a 수용체에 특이적으로 작용한다.

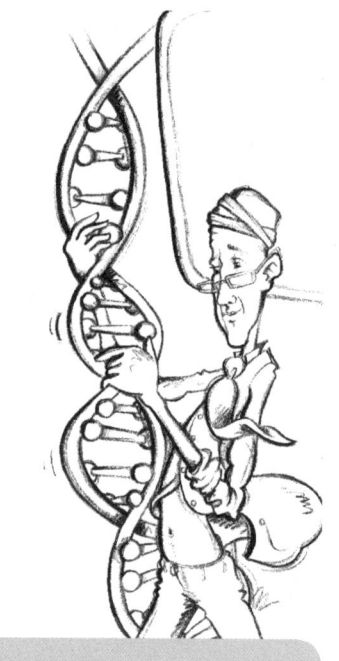

**알고 있나요?**

카페인이나 니코틴 같은 자연 산물도 주의력을 조절한다. ADHD 환자들의 흡연율이 일반 인구에 비해 3배 가량 높다는 것은 놀랄 일이 아니다. ADHD가 있는 청소년이나 성인이 음료수나 커피, 에너지 음료 등을 통해 카페인을 다양하게 섭취하는 것을 흔하게 볼 수 있다.

## ADHD 약에 대한 상세 정보

성인과 아동의 ADHD 약물 치료 표준 지침은 비슷하다. 그러나 약물의 복용량은 달라질 수 있다. ADHD 아동의 복용량은 잘 확립되어 있으나, 성인을 대상으로 한 연구는 현재까지 매우 적기 때문에 아직 성인의 최대 복용량에 대해서는 알려진 바 없다. 따라서 일부 의사들은 흔히 처방하는 아동의 복용량 이상으로 성인에게 처방하는 것을 주저하기도 한다.

아동과 마찬가지로 성인도 정신자극제를 적절하게 복용하면 며칠 내로 만족스러운 임상 반응을 볼 수 있다. 비정신자극제의 약효가 나타나려면 몇 주가 걸리기도 하므로 인내심이 필요하다. 약물의 복용량을 조절하는 것은 안경의 도수를 조절하는 것과 같다. 약물의 용량을 렌즈의 굴절력이라고 생각하라. 모든 경우에 초기 복용량은 낮게 시작하여 치료 효과와 부작용, 허용된 최대 용량을 감안하여 점차 복용량을 늘리게 된다. 이런 조절 과정에서 의학적인 추적 관찰이 반드시 필요하다.

어떤 약물은 1회 복용에 몇 시간만 효과가 지속되어 하루에 여러 번 복용해야 한다. 약물이 개인에게 미치는 영향을 잘 설명해주는 그림 세 가지(약물 유형에 따른 시간-약효 반응 곡선)가 다음에 제시되어 있다. 물론 이 그림이 특정 약품을 지칭하지는 않는다.

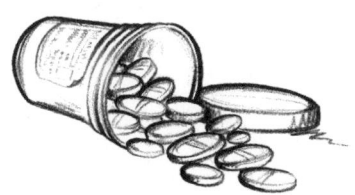

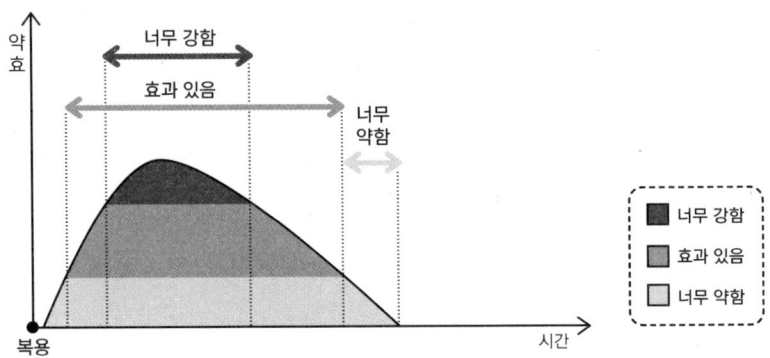

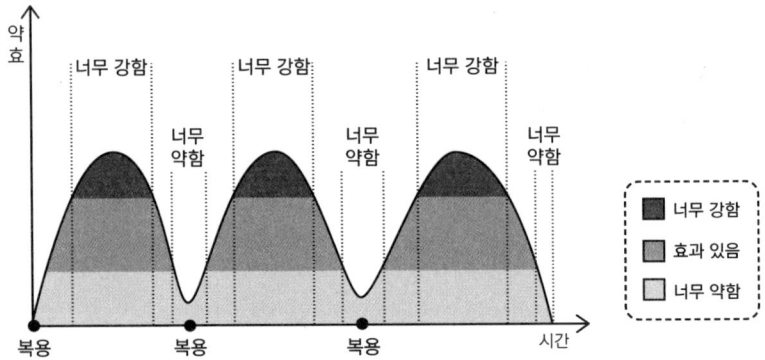

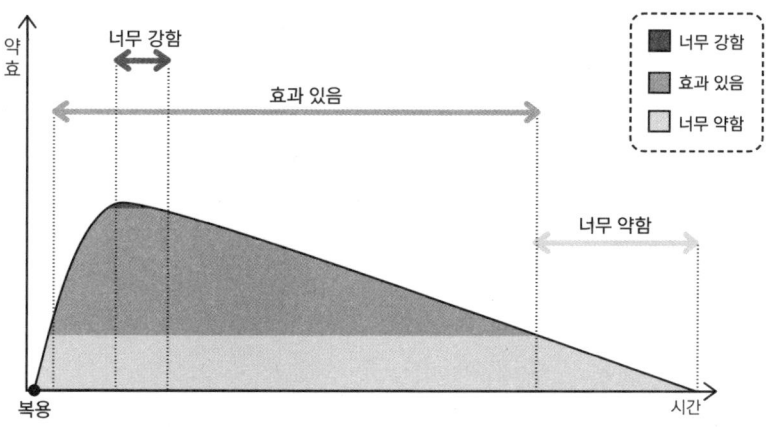

### 알고 있나요?

단기 지속성 치료제는 몇 가지 단점이 있다.

- 초반에는 약효가 너무 강하다가 다음 용량을 복용하기 전에 약효가 떨어질 수 있다. 이 때문에 롤러코스터를 탄 듯한 느낌이 들게 된다.
- 하루에 여러 차례 약을 복용하게 되면 약 복용을 빠뜨릴 확률이 높아진다. 또 하루에 여러 차례 약을 복용해야 한다면 약을 제자리에 두지 않게 된다.
- 집 바깥에서 약을 복용하게 되면 프라이버시를 지키기 어렵다. 남들에게 약 복용 사실이 알려질까 봐 점심 약을 먹지 않는 사람들도 있다.

ADHD 치료에 공식적으로 허가되지는 않았지만 일반적인 쓰임새와는 다르게 처방(승인 외 사용)되는 약물도 있다. 일부 비정형 신경이완제(atypical neuroleptics)와 모다피닐(modafinil; Provigil®, Alertec®)의 경우가 그렇다. 비정형 신경이완제는 충동성과 정서적 과민반응을 줄이는 데 도움이 될 수 있다. 모다피닐은 각성과 경계를 항진시키므로 주간졸림증, 즉 낮 시간의 과도한 졸림이나 기면증, 교대근무 수면 장애를 치료하기 위해 임상적으로 사용된다.

불안 장애나 기분 장애가 동반된 환자의 경우 정신자극제가 불안 증상을 악화시킬 수 있기 때문에 이를 먼저 치료하기도 한다. 노르아드레날린이나 도파민에 작용하는 일부 항우울제들은 이론적으로는 ADHD의 치료에도 관련이 있다. 부프로피온(bupropion; Wellbutrin®, Wellbutrin SR®, Wellbutrin XL®, Zyban®), 벤라팍신(venlafaxine; Effexor®), 둘록세틴(duloxetine; Cymbalta®), 미르타자핀(mirtazapine; Remeron®) 등이 여기에 해당된다. 그러나 ADHD 성인을 대상으로 이 약물들의 효과를 평가한 임상 연구는 거의 없다.

**좀 더 알아보기**

일부 국가에서는 하루에 한 번만 복용해도 되는 장기 지속형 약물 사용이 제한될 수 있는데, 해당 제품이 출시되지 않았거나 정부의 의료 보험이 적용되지 않기 때문이다. 그러나 캐나다ADHD연맹(Canadian ADHD Resource Alliance, CADDRA) 같은 기관에서는 이 약물들을 1차 치료제로 권장하고 있다.

ADHD 증상 외에도 우울증 또는 불안 장애가 동시에 있으면 특정한 ADHD 약물 치료를 시작하기에 앞서 위의 약물들을 시도해 볼 것을 권할 수도 있다. 좋은 치료 효과를 얻기 위해서 한 종류 또는 여러 종류의 약물을 사용할 수 있으며, 최소한의 부작용으로 최대한의 효과를 얻는 것을 목표로 한다.

근시를 교정하기 위해 안경을 쓰는 것처럼, ADHD 약물 치료의 목표도 1년 내내 매일 하루 종일 증상을 조절할 수 있게 되는 것이다. 사용 중인 약물의 효과가 4시간 동안 지속된다면 4시간 간격으로 계속 복용해야 한다. 장기 지속형 약물은 대개 아침에 한 번 복용하도록 처방되지만, 효과가 얼마나 지속되는지에 따라 저녁 무렵에 단기 지속형 약물을 추가로 복용해야 하는 경우도 있다.

나라마다 치료 지침이 다를 수도 있다. 캐나다에서는 일차적으로 장기 지속형 약물을, 이차적으로는 단기 지속형 약물을 사용할 것을 권장한다. 약물을 어떻게 복용하기 시작하고 적정 용량까지 늘리며 부작용을 조절할 것인지에 대해서는 ADHD 약물 치료에 대한 지침에서 별도로 제시하고 있다. 치료가 승인된 연령이나 최대 처방 가능 용량 역시 나라마다 달라질 수 있다. 예를 들어 캐나다에서는 모든 장기 지속형 정신자극제(Adderall XR®, Biphentin®, Concerta®, Vyvanse®)와 아토목세틴(Strattera®)을 모든 연령대에 사용 가능하다고 승인했다. 구안파신(Intuniv®)은 미국에서 ADHD가 있는 아동이나 청소년의 단일 요법 또는 병합 치료에 사용할 수 있다. 특정 연령대에 대해 승인을 받지 못한 약이라 해도 의사가 이를 처방하는 경우를 '승인 외 사용'이라고 한다. 캐나다ADHD연맹(CADDRA)의 웹사이트(www.caddra.ca)에서 ADHD 평가와 치료에 대한 캐나다 전문가들의 권고안을 확인할 수 있다. 위의 웹사이트와 빈센트 박사의 웹사이트(www.attentiondeficit-info.com)에서 캐나다에서 사용하는 약물 사용 기록표도 볼 수 있고, 그 밖의 여러 자료와 정보가 제시되어 있다.

약이 효과를 발휘하면 ADHD 성인들은 멈추지 않던 생각에 '제동이 걸리는 효과'를 느낀다고 보고한다. 꼬리를 물고 이어지던 생각을 다시 통제할 수 있게 되고 전처럼 쉽게 산만해지지 않으며, 더 잘 정리된다.

ADHD가 있는 사람들은 의사와의 진료 예약을 질질 끌며 미루고 약속 시간에 늦는 경향이 있으므로 정기적으로 진료를 받을 수 있도록 해야 한다. 진료를 끝내고 나올 때에 곧바로 다음 진료 일정을 정하고, 시간과 장소를 기록해두고, 또 가능하다면 친한 친구나 친척에게 다음 진료 전날 한 번 더 자신에게 이야기해 달라고 부탁하도록 권장한다.

**약 복용을 잊지 않기 위한 전략**

- 알약을 쉽게 보관하고 분배해주는 약품 분배기(pill dispenser)를 사용하거나, 1회 복용 분량을 따로따로 개별 포장(pill blister pack)하도록 한다.
- 메모를 붙이거나 알람을 설정해둔다.
- 어린이의 손에 닿지 않는 안전한 곳에 약을 보관한다.
- 지갑이나 열쇠 등을 놓는 곳에 '예비용 약'을 비치해둔다.

## 정신자극제와 비정신자극제

## 정신자극제

### 암페타민 계열의 정신자극제

사람들은 ADHD 치료를 위해 처방되는 암페타민 계열의 정신자극제를 메스암페타민 같은 '불법 마약'과 혼동하기도 한다. 이들은 완전히 다른 약물이며 같은 것으로 생각해서는 안 된다(82쪽 참조).

암페타민 계열의 약물은 심각하거나 치료가 잘 되지 않는 경우를 제외한 일차적인 ADHD 치료에 사용될 수 있다. 다른 약물을 사용하기 어렵거나 효과가 없었던 경우에도 처방할 수 있다.

다른 ADHD 치료제와 마찬가지로 암페타민 계열의 정신자극제도 낮은 용량으로 시작하여 적정 용량까지 서서히 늘려 처방하는 전략을 사용한다. Dexedrine®은 4시간 가량 효과가 지속되는 알약 형태나 6~8시간 가량 지속되는 스팬슐(spansule, 장시간 효과가 있도록 시간을 두고 조금씩 녹는 캡슐) 형태로 판매되고 있다. 하루에 복용하는 횟수는 얼마나 약의 효과가 지속되는가에 달려 있다.

Vyvanse®는 비활성 약물이다. 이 약물에서 덱스트로암페타민이 분비되려면 소화기관과 혈관계에 있는 효소를 통한 생물학적 활성화가 일어나야 한다. Vyvanse®는 비활성화 상태인 리스덱스암페타민을 함유하고 있는데, 덱스트로암페타민이 라이신(lysine)이라는 아미노산에 연결된 형태이다. 특정한 효소와 만나게 되면 화학 결합이 끊어지면서 덱스트로암페타민이 계속해서 방출되고 임상적인 효과를 나타내기 시작한다. 이 약물이 시간과 대상의 변화에도 안정성을 보이는 이유를 소화기계에서의 체류 시간이나 위의 산성도의 영향을 받지 않는 작용 구조로 설명할 수도 있다. 이 약물을 삼키든 흡입하든 주사로 맞든, 덱스트로암페타민의 분비는 일정하다.(따라서 남용의 위험이 적다.) Vyvanse®의 효과는 13~14시간 정도 지속된다.

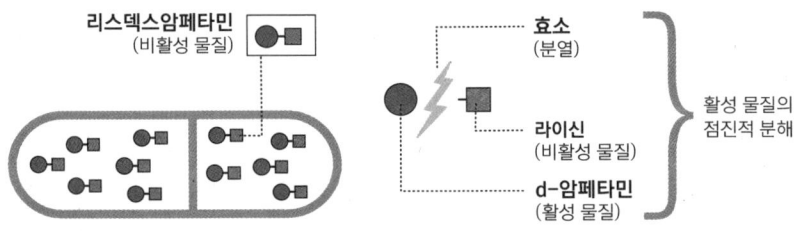

Adderall®과 Adderall XR®은 덱스트로암페타민을 포함한 네 가지 암페타민 염의 혼합물로 되어 있다. Adderall XR®의 긴 약효 지속(최대 12시간)은 각 캡슐 안에 들어 있는 작은 알갱이 중 절반을 싸고 있는 특별한 코팅 덕분이다.

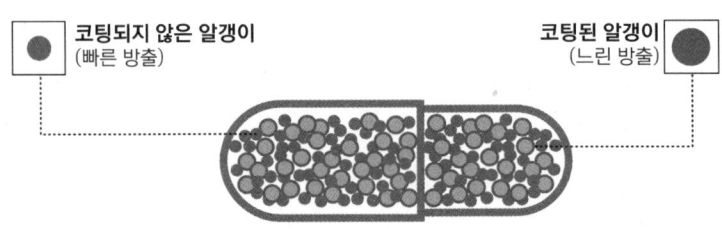

코팅되지 않은 알갱이가 빠르게 소화, 흡수되며 즉각적인 임상 효과를 나타내는 반면, 코팅된 알갱이가 소화되는 데에는 시간이 더 걸리므로 이후의 시간대에 약효는 두 번째 정점을 찍게 된다. 다른 ADHD 치료제와 마찬가지로 이 약물의 용량도 개인에 맞춰 조정되어야 한다.

### 메틸페니데이트 계열의 정신자극제

메틸페니데이트를 함유한 경구용 약품은 단기 지속형(Focalin®, Ritalin®)과 장기 지속형(Biphentin®, Concerta®, Focalin XR®, Metadate CD®, Ritalin LA®)으로 다양하게 출시되고 있다. 미국에서는 피부에 붙이는 패치 형태로 메틸페니데이트를 투여할 수 있는 Daytrana®와 장기 지속형 경구용 약품인 Quillivant XR®도 사용할 수 있다.

전문가들은 메틸페니데이트와 암페타민 계열의 약물들이 안전하고 효과적이며 성인 ADHD의 치료에도 사용할 수 있다는 데 동의한다. 제품마다 다른 성분 전달 방법이 약물의 혈중 농도가 최고조에 다다르는 시간과 하루 중 어느 시간에 얼마만큼의 약물이 방출되고 있는지에 영향을 미친다. 이러한 차이가 치료 반응과 부작용에도 영향을 줄 수 있다.

**단기 지속형 메틸페니데이트 계열 치료제**

Ritaline®(메틸페니데이트): 세계적으로 가장 널리 알려진 정신자극제이다. 약효는 3~4시간 정도 지속된다. 몸에서 빨리 배출되기 때문에 하루에도 여러 번 복용해야 한다.(예: 오전 8시, 정오, 오후 4시에 복용, 필요 시

저녁 8시에 추가 복용)

Focalin®(덱스메틸페니데이트): 메틸페니데이트의 활성화된 형태만을 포함하고 있어서 하루에 복용해야 하는 약의 용량(mg)을 줄일 수 있다. 약효는 Ritaline®과 마찬가지로 짧으며 하루에 여러 차례 복용해야 한다. Focalin®의 장기 지속형 약은 Focalin XR®이며, 2005년에 미국에서 아동·청소년·성인의 ADHD 치료약으로 승인을 받았다.

### 중장기 지속형 메틸페니데이트 계열 치료제

Biphentin®: 전체 메틸페니데이트 용량의 40%를 초기에, 나머지 60%를 이후 천천히 방출하도록 여러 겹의 코팅과 층으로 이루어져 있어서 10~12시간 정도 약효가 지속되는 장기적 효과를 보인다.

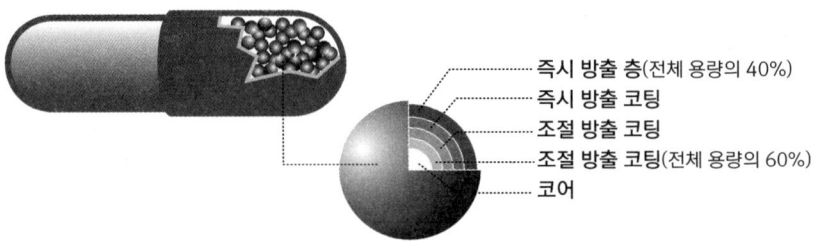

Focalin XR®(덱스메틸페니데이트 HCl), Metadate CD®(메틸페니데이트 HCl), Ritalin LA®(메틸페니데이트 HCl): 단기 지속형 약제를 두 번 복용한 것과 마찬가지로 치료 효과가 8시간까지 지속된다. 따라서 직장이

나 학교에서 정오 즈음에 약을 또 복용하지 않아도 된다. Ritalin LA®와 Focalin XR® 모두 전체 용량의 50%를 즉시 방출하고 50%는 나중에 방출하는 반면, Metadate CD®는 30%를 즉시 방출하고 70%를 나중에 방출하는 이중 형태로 작용한다.

Quillivant XR®: 액체 형태의 약물에 약 성분을 천천히 방출하는 작은 알갱이들이 들어 있어서 12시간까지 장기적으로 효과가 지속된다. 물약으로 되어 있기 때문에 알약을 삼키기 힘들어하거나 매우 정확하고 미세한 용량 조절이 필요한 경우에 유용하다.

Concerta®(메틸페니데이트 HCl): 오로스(osmotic release oral system, OROS: 삼투압을 이용한 경구용 방출 제어형 약물 전달 방식) 펌프 기술을 사용하여 단기 지속형 치료약을 세 번 복용한 것과 같은 효과를 내게 된다. 예를 들어 복용 직후에는 전체 용량의 22%를 차지하는 캡슐 제제의 코팅에 있는 약물이 방출되고, 그 뒤 나머지 약 성분이 삼투압 펌프에 의해서 서서히 밀려 나오면서 12시간까지 효과가 지속된다. Concert® 캡슐 하나하나가 펌프 역할을 하기 때문에 캡슐을 자르거나 씹으면 안 된다.

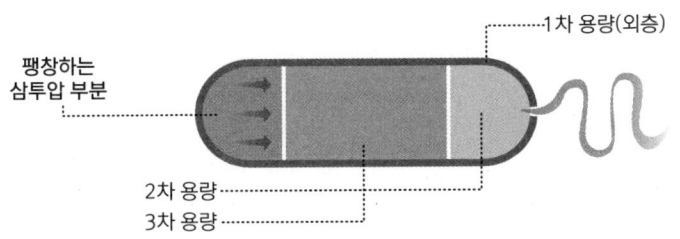

**메틸페니데이트 경피용 약품(패치)**

Daytrana®: 아동의 ADHD 치료에 사용되는 경피용 약품이다. 패치를 엉덩이 부근에 아침마다 붙이되 하루에 9시간 이상으로 붙이지 않도록 권고한다. 패치를 떼고 난 뒤 3시간 정도까지 효과가 지속되므로 패치를 제거하는 시간대를 잘 맞추면 개인별로 원하는 시간 동안 효과가 이어지도록 조정할 수 있다.

## 비정신자극제

Strattera®(아토목세틴): 노르아드레날린 재흡수 펌프를 선택적으로 막는 작용을 하며, 북아메리카 지역에서 아동·청소년·성인의 ADHD 치료에 권고된다. 대개 아침에 한 번 복용하나, 식사와 함께 복용하거나 저녁에 한 번, 또는 하루에 두 번으로 나누어 복용하는 것을 더 편안하게 느끼는 사람도 있다.

Tenex®, Intuniv®(구안파신): 노르아드레날린 알파-2 수용체에 직접 작용하여 노르아드레날린과 비슷한 효과를 보인다. 아토목세틴과 구안파신의 작용 구조는 정신자극제와는 다르며, 이 두 가지의 작용 구조 또한 각기 다르다. 두 약물 모두 치료 효과가 천천히 나타나며, 몇 주가 지나야 뚜렷한 변화를 보이기도 한다. 그러나 일단 효과를 나타내기 시작하면 하루 종일 지속되는 것으로 보인다. 증상이 약 복용 다음날 아침까지도 잘 조절된다고 말하는 환자들도 있다.

나는 복합형 ADHD가 있다. ADHD를 치료하기 위해 처음에는 단기 지속형 약을 복용했다. 복용량이 적었을 때에는 아무런 부작용이 없었지만 치료 효과 또한 없었다. 복용량이 늘어나면서 더 침착해지고 덜 충동적이었으며 훨씬 잘 정리되고 뚜렷한 효과를 느낄 수 있었다. 하지만 그 효과는 두 시간밖에 가지 않았다. 약효가 올라가는 초기에는 효과가 너무 강해서 가슴이 두근거리고 불안해지고 초조해지는 부작용이 있었다. 약효가 떨어질 때는 머릿속에 안개가 끼는 것 같은 느낌이 들었다.

이런 현상에 대해 의사와 의논한 후에 부작용이 너무 심해 약물을 중단하기로 결정했다. 그러고 나서 장기 지속형 약물을 사용해보았다. 치료 효과는 비교적 뚜렷하면서도 약효의 절정기는 덜 강렬했다.

두 약물의 차이는 명백했다. 나에게 맞는 약물과 그렇지 않은 약물이 있는 것이다.

— 피터(50세)

## 약물의 부작용

대부분의 사람들은 정신자극제와 아토목세틴을 잘 견딘다. 그러나 모든 약물은 부작용을 일으킬 수 있다. 이때 스스로 약물을 조절하려고 해서는 절대로 안 된다. 부작용 때문에 불편하다면 의사에게 이를 알리는 것이 중요하다. 그렇게 하면 의사가 약물의 용량을 조정하거나 다른 종류의 약물을 권유할 수 있다.

약물의 부작용은 용량을 줄이거나 더 천천히 늘림으로써 해결할 수 있다. 단기 지속형 약물보다 장기 지속형 약물에 더 잘 견딜 수 있는 경우도 있다. 우리 몸은 부작용에 점차 적응하게 되지만 약효에까지 무뎌지지는 않는다. 사람마다 약효가 더 좋은 약물이 다를 수 있다. 중요한 것은 약물에 대해서 항상 의사와 상의해야 한다는 것이다.

원치 않는 부작용이 지속되거나 치료 반응이 신통치 않다면 의사는 약물 변경을 고려할 것이다. 예를 들어 과도하게 각성된 기분이나 '좀비'가 된 것 같은 느낌이 있다면 용량을 줄여야 한다. 정신자극제 복용과 관련해서 틱 증상이 발생하는 경우도 간혹 있다. 정신자극제에 비해서 아토목세틴과 구안파신은 틱 증상이나 불안 증상의 악화와 관련이 없는 것으로 보인다.

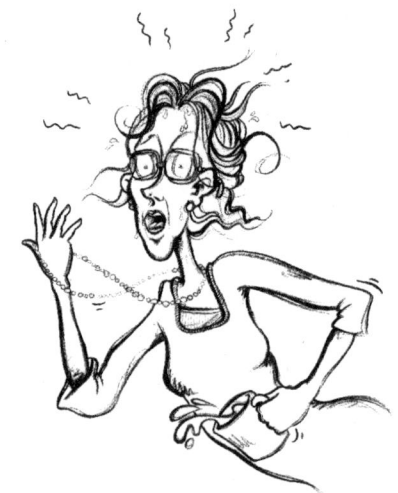

## 부작용을 줄이기 위한 조언

**불면**

(참고: 기존에 있던 수면 장애와 분명히 구분되어야 한다.)

- 하루 중 마지막 약을 좀 더 일찍 복용한다.
- 저녁 시간에 커피나 다른 각성제를 섭취하지 않는다.

**식욕 감소**

(참고: 성인들이 이 부작용 때문에 불평하는 경우는 드물다.)

- 식사 도중이나 직후에 약을 복용한다.
- 식욕이 돌아올 때에 잘 먹는다. (예를 들어 저녁 시간)
- 낮 동안 간식을 먹는다.

**체중 감소**

(참고: 성인들이 이 부작용 때문에 불평하는 경우는 드물다.)

- 식욕 감소와 같은 권고를 따른다.

**구역질**

(참고: 구역질은 대개 일시적이다.)

- 식욕 감소와 같은 권고를 따른다.

### 두통

(참고: 두통은 대개 일시적이고 경미하며 용량 변경과 관계 있다.)

- 필요할 때 아세트아미노펜 계통의 진통제(예를 들어 타이레놀)를 복용한다.

### 입마름(구강 건조)

- 무설탕 껌을 씹는다.
- 무설탕 사탕을 먹는다.
- 물을 마신다.
- 충치의 위험을 낮추기 위해 치아 위생을 잘 관리한다.

### 심박수(맥박)와 혈압의 변동

(참고: 정신자극제와 아토목세틴은 맥박과 혈압을 높일 수 있고 구안파신은 낮출 수 있다. 고혈압이나 저혈압의 위험이 있는 사람은 혈압을 꾸준히 측정하고 변화가 생기면 의사에게 알려야 한다.)

- 특히 약물 용량 변경 이후에는 반드시 맥박과 혈압을 측정한다.
- 시중에서 판매하는 혈압계를 사용해서 혈압을 좀 더 면밀히 측정한다.
- 커피나 다른 각성제를 섭취하지 않는다.

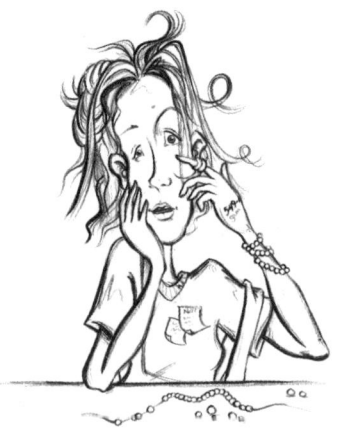

**불안, 초조, 과민한 느낌**

(참고: 예전부터 있었던 불안 증상이 악화된 것인지 약 복용으로 인해 새로운 부작용이 생긴 것인지를 구분해야 한다.)

- ADHD 치료제를 복용하기 전에 불안 증상이 이미 있었다면 기존의 불안 상태에 해당하는 치료를 고려한다.
- 혈압이 높다면 커피나 다른 각성제 섭취를 피한다.
- 혈압이 너무 낮다면 수분 섭취를 늘리고 음식을 좀 더 짜게 먹는다.

**약효가 떨어지면서 무너지는 느낌 또는 심한 피로감을 느끼는 경우**

- 약물을 복용하는 시간 간격을 줄인다.
- 장기 지속형 약물의 복용을 고려한다.

**좀 더 알아보기**

건강한 생활 습관을 유지하는 것은 ADHD 증상뿐만 아니라 약물의 부작용을 조절하는 데에도 도움이 된다. 충분한 수면을 취하고 건강한 식습관을 갖고 적절한 휴식과 즐거움을 누리고 정기적으로 운동을 하며 일과 휴식 사이에 적당한 균형을 찾는 것은 누구에게나 바람직한 일이다.

**주의할 점**

모든 ADHD 치료제는 맥박과 혈압을 증가시킬 수 있기 때문에 환자가 예전에 심혈관계 문제가 있었는지, 가족 중에 심혈관계 질환자가 있는지를 확인하는 것이 중요하다.

정신자극제와 아토목세틴이 태아에 미치는 영향에 대해서는 잘 알려져 있지 않다. 따라서 가임기의 여성이 이런 약물을 복용하고 있다면 반드시 효과적인 피임법을 사용할 것을 강력하게 권장한다. 임신을 계획 중이라면 이에 대해 의사와 상의하는 것이 중요하다.

마찬가지로 ADHD 치료제와 대마초 또는 다른 약물들이 어떻게 상호작용하는지에 대해서도 정보가 부족하다. 코카인을 복용하면 심각하게 혈압이 증가할 수 있다. ADHD 치료제를 복용하고 있다면 모든 종류의 불법 약물을 사용하지 않을 것을 의사들은 강력히 권고한다.

청소년들 사이에서는 '공부를 좀 더 잘할 수 있도록' 또는 '더 오래 깨어 있을 수 있도록' 정신자극제를 친구에게 나누어 달라고 요청하는 경우도 있다. 자신에게 처방되지 않은 약을 복용하는 것은 위험하며, 의사와 먼저 상의하는 것이 중요하다.

정신자극제를 남용하는 것은 우려스러운 일이다. 남용 위험이 높은 환자에게는 부술 수 없거나 비활성 약물 형태의 장기 지속형 약물이나 아토목세틴, 구안파신 같은 비정신자극제를 처방해야 한다.

나에게 ADHD가 있다는 것을 알게 된 지 20년이 되었다. 나는 당시에 사용 가능한 약물이었던 메틸페니데이트와 덱세드린을 모두 복용해보았지만 결과는 좋지 않았다. 나는 약의 부작용을 견딜 수 없었고, 부모님은 결국 약을 복용하지 말라고 하셨다. 그 약들을 먹으면 언제나 속이 메스꺼웠고 그전보다 더 불면에 시달렸다. 약을 복용할 때가 그렇지 않을 때보다 더 힘들게 느껴졌다.

장기 지속형 정신자극제가 시판되자 나는 또다시 약물을 시도해보고 싶어졌다. 그러나 결과는 마찬가지였다. 이번에는 정신자극제가 아닌 아토목세틴을 시도해보기로 결정했고, 그 약은 나에게 딱 맞았다. 나에게 잘 맞는 약을 더 일찍 찾아내지 못한 것이 아쉬울 따름이다.

— 에밀리(26세)

# Section 3
## 기억할 것

◎ 현재 사용 가능한 ADHD 치료제에는 정신자극제와 비정신자극제(아토목세틴과 구안파신)가 있다.

◎ 정신자극제의 주된 작용은 도파민의 재흡수를 막고 분비를 증가시켜 시냅스 안에 있는 도파민 양을 늘리는 것이다.

◎ 비정신자극제인 아토목세틴은 노르아드레날린 재흡수 펌프를 막아 시냅스 안의 노르아드레날린 양을 늘리는 작용을 한다.

◎ 이 약물들은 ADHD 증상을 줄이고 좀 더 효과적인 적응 전략을 사용하도록 도와준다.

◎ 기적의 치료약은 없다. 약물 치료는 언제나 의사의 처방으로 이루어져야 한다.

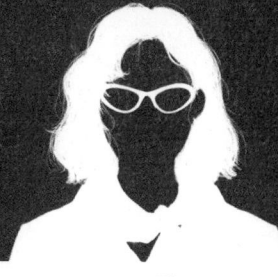

4장

# 약점을 극복할 방법은?

효율적인 일상생활을 위한 적응 전략

ADHD의 영향을 줄일 수 있는 적응 전략들(심리적인 도구)을 개발하기 위해서는 자신을 잘 알고 ADHD의 본질을 이해하는 것이 필수적이다.

이 장에서는 ADHD가 있는 사람들에게 실질적으로 많은 도움이 되었던 전략들을 정리했다. 일상생활에서 ADHD의 영향을 줄이기 위하여 메모, 계획표와 목록을 사용하는 식의 시간 관리와 업무 조직 기술은 누구에게든 유용하다.

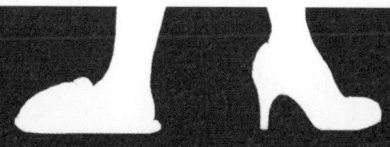

# 약점을 극복할 방법은?
## 효율적인 일상생활을 위한 적응 전략

ADHD가 있는 사람은 자신의 증상으로 인한 영향을 이겨내거나 줄이기 위해 여러 가지 적응 전략들을 사용한다. 하지만 주의력 결핍과 무질서를 생각한다면 여기에 적힌 조언들을 적용하기는 매우 어려울 것이다. 그러므로 수많은 적응 전략들을 시도해보고, 무엇보다 낙담하지 않는 것이 중요하다. 스스로에게 효과가 있는 전략을 선택해야 한다.

**각자에게 딱 들어맞는 유효 적절한 실천 전략**

일상생활에서 ADHD의 영향을 줄이기 위하여 메모, 계획표와 목록을 사용하는 식의 시간 관리와 업무 조직 기술은 누구에게든 유용하다. 바클리 박사는 이에 덧붙여 때와 장소(말하자면 '수행의 시점')에 맞춰 몇 가지 전략을 적절하게 추가해야 한다고 강조했다. 예를 들면, 누군가에게 전화하라고 적어놓은 메모는 전화기 옆에 붙여두는 것이 더 좋을 것이다. 이와 유사하게, 퇴근하고 집에 갈 때 잊지 말고 우유를 사야 한다는 메모를 냉장고 문에 붙여둔다면 쓸모가 없을 것이다.

> 아빠와 할머니처럼 오빠와 나도 ADHD의 세계에 들어섰다. 아빠는 약을 드셔야 했지만, 할머니는 한 번도 약을 드신 적이 없다.
>
> 우리는 ADHD 증상을 이겨내기 위한 많은 전략과 조언들을 접해왔다. 물건 잃어버리는 횟수를 줄이기 위한 나의 해결책은 무엇을 어디에 두었는지 적어 두고 '모든 것을 제자리에' 두기로 한 것이다. 이렇게 하다 보니 시간 낭비가 줄어들고 물건들을 엉뚱한 곳에 두고 잃어버리는 횟수가 줄어들었다.
>
> 오빠는 나와 반대였다. 오빠는 이런 원칙을 며칠 이상 지속하지 못했고, 계속 주변이 엉망이었다. 그래서 오빠는 중요한 것들은 몇 개씩 여벌을 마련해 갖고 있었다. 오빠는 열쇠 여섯 벌, 망치 네 개를 갖고 있었고, 선글라스는 몇 개인지도 모르겠다. 그런 방법으로 오빠는 항상 필요한 것을 갖고 있었다.
>
> — 프랭크 남매(26세, 33세)

나는 판매원이다. 고객들을 만나러 계속 돌아다녀야 하는 판매일은 가만히 있지 못하는 나의 성향과 잘 맞는다. 전자수첩으로 내 일정을 관리하기 시작한 후로, 나는 회의를 잊어버리고 못 들어가는 일이 훨씬 줄어들었다. 나는 돈을 잘 벌었지만, 주차 과태료로 1000달러를 쉽게 날려버리기도 했다. 이것이 내 일상이었다. 나는 고객의 가게 앞에 주차를 하고 주차요금 기에 돈을 넣은 후에 들어간다. 그러고는 시간 가는 것을 잊는다. 내가 볼일을 마쳤을 때는 이미 주차관리원이 차 앞 유리에 과태료 딱지를 붙여놓은 후이다. 나는 그 딱지를 생각 없이 어딘가에 놓고는 잊어버린다. 몇 주 후, 과태료 납부가 연체되었다는 경고와 함께 연체료가 포함된 벌금고지서가 날아온다.

내가 ADHD라는 사실을 알게 되었을 때, 나는 많은 것을 이해할 수 있었다. 그래서 나는 다른 전략들을 사용하기 시작했다. 이제 나는 주차 시간이 끝나기 5분 전에 알람이 울리도록 전자수첩에 설정해둔다. 그런 방법으로 나는 시간 내에 방문을 끝내거나 주차요금기에 필요한 시간만큼 돈을 더 넣는다. 이렇게 적재적소에 적응 전략들을 사용하면서 나는 내 삶의 질을 향상시켰고 이전보다 더 잘 지내고 있다.

— 멜리사(34세)

이제 ADHD가 있는 사람들에게 실질적으로 많은 도움이 되었던 방법들과 전략들을 정리해보자.

- 이미 사용하고 있는 전략들을 표시하라.
- 실행해보고 싶은 것들은 밑줄을 그어라.
- 효과가 없었던 것은 X표를 하라.
- 이 전략들을 할 수 있는 만큼 활용하라.
- 끈기 있게 해 보고, 무엇보다 독창성을 발휘해보라.
- 사람은 저마다 다르다. 해답이 당신 친구들과 같지 않을 것이다.

## 시간 관리

시간 정확히 지키기

- ☐ 시간 가는 것을 알기 위해 손목시계, 모래시계, 알람을 사용한다.
- ☐ 업무를 시작하고, 끝내고, 변경할 것을 잊지 않도록 소리나 진동 기능이 있는 타이머를 사용한다. 휴대전화나 전자수첩도 이런 알람 기능을 갖추고 있다.

시간과 아이디어 관리하기

- ☐ 일상으로 만든다. 하루에 일을 처리하는 순서를 정해두고 이를 따르면, 할 일을 잊어버릴 위험성이 줄어든다.

☐ 일정표와 계획표를 만들고, 우선순위와 마감 시간을 정한다.

☐ 일을 할 때는 주제별로 시간 단위를 설정한다.

- 전화 통화와 이메일 발송
- 문서 작업
- 업무 계획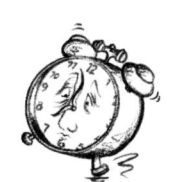
- 끝내야 할 과제와 진행 중인 작업

☐ 집중력을 요구하는 일을 할 때에는 하루의 시작이나 마감 시간처럼 주변에 사람들이 없고 방해 요소가 적은 시간을 이용한다.

☐ 메모를 한다.

☐ 잃어버리기 쉬운 낱장에 적어 두기보다는 전자수첩이나 일정관리 수첩 같은 효율적인 도구를 이용한다.

☐ 플래너를 이용한다.

- 갖고 다니기에 편하면서도 필요한 모든 내용을 적을 수 있을 만한 크기의 플래너를 고른다.
- 플래너를 항상 곁에 둔다.
- 플래너 놓아둘 자리를 정해 놓는다. (예를 들어 전화기 옆)
- 종이 플래너 또는 전자 플래너 중에 선택한다.
- 플래너를 늘 갖고 다니도록 한다. 자꾸 잊어버린다면 문 옆에 플래너를 챙기라는 메모를 붙여둔다.
- 일상적인 사항뿐만 아니라 하루 동안 떠오르는 '기억할 만한 훌륭한 아이디어들'도 적어두도록 한다.

- 우선순위 목록을 만드는 데도 플래너를 이용한다.
- 하루를 시작할 때 플래너를 확인하는 습관을 들인다.
- 하루의 계획을 세울 시간을 갖는다.

☐ 목록을 작성한다.

☐ 메모들을 눈에 띄는 곳에 두어서 제때에 적절하게 사용할 수 있도록 한다. 접착식 메모지가 큰 도움이 될 수 있다.

☐ 기억할 것들을 녹음기, 휴대전화기, 자동 응답기에 남겨둔다.

☐ 찔끔찔끔 일을 하거나 꾸물대지 않는다.

☐ 과도한 계획, 즉 현실적으로 해낼 수 있는 정도 이상의 많은 일을 계획하는 경향을 경계한다. 다음 사항을 스스로 평가해본다.

- 할 일을 추가하여 시간이 모자라 결국 기한을 넘기는 경향이 있는가?
- 쓸 수 있는 시간에 비해 할 일이 너무 많은가?
- 할 일 목록이 점점 길어지는가?

☐ 마지막 1분까지 미루는 것을 피한다.

- 큰 과제는 조금씩 단계를 나누어 수행하도록 한다.
- 각 단계마다 합리적인 마감 시간을 두고, 이를 지키도록 한다.
- 한 번에 한 단계씩만 한다.
- 각 단계마다 또는 과제가 끝났을 때 스스로에게 보상을 한다.

## 공간 조직화

모든 것을 제자리에, 모든 것을 한자리에
- ☐ 바구니나 서랍, 파일 같은 정해진 보관(수납) 도구를 이용한다.
- ☐ 제일 위에 놓인 서류만 보이도록 서류들을 수평으로 쌓아놓기보다는 수직으로 세워 보관한다.
- ☐ 해야 할 문서 업무나 납부해야 할 요금 고지서처럼, 잊어버리면 안 되고 우선순위가 높은 항목이나 물건들은 잘 보이는 곳에 둔다.
- ☐ 색깔별로 중요도를 구분한다. (예를 들어 높은 우선순위에 빨간색 분류)
- ☐ 뚜껑이 있는 함에는 내용물 목록을 붙여둔다.
- ☐ 주위를 어지르지 않는다.

문서 업무 관리
- ☐ 서류들을 주변에 쌓아두지 않는다.
- ☐ 미처리 업무가 없도록 한다.
- ☐ 들어온 일은 즉시 처리한다는 원칙을 따른다. 서류 업무는 즉시 처리하고, 서류는 보내거나 정리하여 보관하거나 버리도록 한다.

물건을 찾는 데 걸리는 시간의 절약
- ☐ 어디에 물건을 두었는지 기억하는 데 시간을 할애한다.
- ☐ 중요한 물건을 보관하는 특별한 장소를 정해둔다.

☐ 일할 때 필요한 재료나 장비를 여벌로 마련해둔다.

☐ 개인 물품에는 이름 꼬리표를 붙인다. 예컨대 습득물 보관함에서 자신의 물건인지 쉽게 확인할 수 있을 것이다.

## 산만함 줄이기

### 좋은 근무 환경 만들기

☐ 스스로를 위한 최적의 근무 환경을 찾아낸다.

☐ 조용한 곳 / 음악을 틀어놓은 곳

☐ 앉아서 일하기 / 서서 일하기

☐ 혼자서 일하기 / 다른 사람들과 함께 일하기

☐ 다소 외진 한적한 장소 / 중심지

☐ 한 번에 한 가지 일만 하기 / 한 번에 여러 가지 일을 하기

### 소음으로 인한 산만함 줄이기

☐ 귀마개를 사용한다.

☐ 배경 음악으로 소음을 가린다.

☐ 이어폰을 낀다.

☐ 문을 닫아둔다.

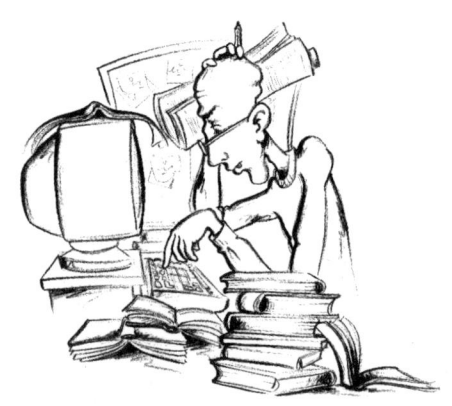

시각적인 산만함 줄이기

☐ 일하는 장소에서 필요 없는 물건들을 치운다.

☐ 창문, 텔레비전, 컴퓨터, 스마트폰과 같이 관심을 끄는 자극을 피한다.

☐ 산만한 것들을 등지고 할 일이나 대화 상대를 정면에 두고 앉는다.

내적인 산만함 줄이기

☐ 아이디어가 떠오르면 나중에 다시 생각할 수 있도록 기록해둔다.

☐ 회의 도중에 기발한 생각이 떠올라도 다른 사람에게 방해가 되지 않도록 종이에 기록해둔다.

☐ 일에 집중하기 힘든 업무를 할 때는, 알람을 맞추어 울리는 순간에 제대로 일을 하고 있었는지 스스로 확인하도록 한다.

## 초조함 다루기

여가 시간에

☐ 움직이고 싶은 욕구를 스포츠 활동으로 돌린다.

☐ 앉아서 하는 일보다는 활동적인 동작이나 움직임을 선택한다.

직장에서

☐ 마음이 편해지도록 쉬는 시간을 갖는다.

☐ 움직임이 허용되는 직업을 찾는다.

☐ 움직이고 싶지만 앉아 있어야 하는 경우에는 그림을 그리거나 글씨를 쓰거나 낙서를 한다.

## 충동성 줄이기

충동 구매 줄이기

☐ "이것이 정말 필요한가?" 스스로에게 물어본다.

☐ "내가 이것을 살 여유가 있는가?" 스스로에게 물어본다.

☐ 계획에 없던 구매는 기다렸다가 다른 날에 다시 결정하도록 한다.

☐ 직불 카드나 신용 카드보다 현금을 사용하라.

☐ 유혹을 최소화하라.

- 한 주에 사용할 수 있는 금액을 결정하고, 주 1회 현금을 인출하고, 이 금액 한도에서만 지출한다.

- 가게 안을 돌아다니지 않는다.

- 쇼핑 전에 목록을 만들고 이를 지키도록 한다.

- 가게에서 직접 가격을 알아보기보다는 전화로 가격을 점검하도록 한다.

운전 습관 개선

☐ 속도에 주의한다.

☐ 자동 속도 조절 장치를 사용한다.

☐ 제한 속도와 교통 신호를 준수한다.

☐ 안전거리를 유지한다.

☐ 동승자에게 운전하는 중에는 주의를 끌지 말도록 부탁한다.

☐ 운전 중에 다른 것을 하지 않는다.

대인 관계 개선

☐ 말이나 행동을 하기 전에 의식적으로 한 발 물러나서 그 영향을 생각해보도록 한다.

☐ 남의 이야기를 끊는 횟수를 줄이도록 노력한다.

## 생활을 단순화하기

분담하기

☐ 집안일을 공정하게 나누어 한다.

☐ 다음 일에 필요할 경우 도우미나 전문인을 고용한다.

　　• 집안일

　　• 집 외부 유지

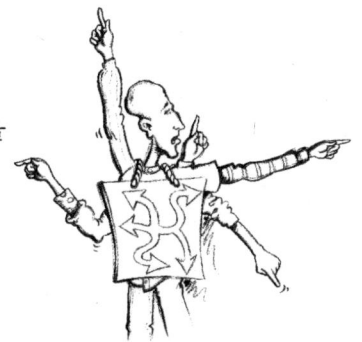

- 가정교사 또는 숙제 관리
- 거래 관계(또는 회계)

감정 극복하기
☐ 반대하기보다는 실행한다.
☐ 과하게 반응할 때 나타날 결과를 떠올린다.
☐ 화를 내기보다는 한 발 물러나 생각한다.
☐ 감정을 폭발시키는 대신에 다른 곳으로 가서 잠시 '타임아웃'을 시행한다.
☐ 유머를 사용한다.

다른 사람들에게 당신이 ADHD임을 알려주면, 그들이 도와줄 수 있다.
☐ 접촉을 더 늘림으로써 당신이 집중하고 있는지 확인해준다.
- (당신의 눈을 바라보며) 시각적으로
- (당신의 이름을 불러서) 청각적으로
- (당신의 팔을 건드려서) 신체적으로

☐ 당신에게 말할 때는 간결한 문장을 사용해준다.
☐ 당신에게 메시지를 전할 때는 (전화와 같이) 말보다는 (종이, 팩스 또는 이메일과 같이) 글로 전달해준다.

## 금전 관리

### 예산 관리

☐ 미리 지출을 계획한다.

☐ 예산을 정하고 이를 따른다.

☐ 주 1회만 계좌에서 예금을 인출한다.

☐ 충동 구매를 줄이기 위해 현금으로만 결제를 한다.

### 계좌 관리

☐ 청구서는 즉시 처리한다.

　• 청구서를 받는 대로 대금을 납부한다

　• 인터넷으로 납부한다.

　• 미리 자동 납부를 신청해 놓는다.

☐ 영수증을 쌓아두지 않는다. 정리하여 보관하거나 버린다.

☐ 관리할 계좌와 신용 카드의 수를 최소화한다.

## 스트레스 관리

### 스트레스의 이해

☐ 스트레스의 원인을 밝히는 데 시간을 할애한다. (이것을 돕기 위해, 다음 101쪽의 설문지를 직접 작성해 보도록 한다.)

☐ 스트레스의 주된 원인을 알아낸 후에, 문제점들을 해결하기 위해 다음과 같은 단계들을 따를 수 있다.

    1. 우선, 문제가 있다는 것을 인정한다.

    2. 문제를 확인하고 문제의 성격을 규정한다.

    3. 상상할 수 있는 해결책들을, 가장 소소한 것들부터 가장 그럴싸한 것들까지 목록으로 만들어본다.

    4. 해결책들의 장단점을 평가한다.

    5. 한 가지 해결책을 선택한다.

    6. 선택된 해결책을 적용한다.

    7. 해결책의 효과를 평가한다.

**알고 있나요?**

격렬한 운동이 가져다주는 강력한 흥분과 일을 마칠 때까지 기다리며 생기는 스트레스는 우리 몸에서 호르몬 분비를 일으킨다. 이는 노르아드레날린과 도파민의 분비를 증가시켜서 아드레날린이 솟구치는 듯한 느낌이 들게 한다. ADHD가 있는 사람, 특히 과잉행동과 충동성 우세형인 사람들은 이와 같은 상황에서 더 생산적이며 더 집중이 잘 된다고 종종 말한다.

## 당신의 삶에서 스트레스의 근원은 무엇인가?

당신의 삶에서 스트레스의 원인을 찾아보는 시간을 갖는 것은 중요하다. 이 설문지는 당면한 문제점을 찾아내고 그에 대한 적절한 해결책을 찾도록 도와줄 것이다.

당신은 삶의 어느 영역에서 스트레스를 가장 많이 느끼는가? 앞에서 제시한 조언들이 이런 어려움을 갖고도 더 잘 살아갈 수 있게 당신을 도와줄 수 있을까? 아래 항목들에 대해 당신이 느끼는 스트레스의 정도를 0에서 3의 단계로 평가해보라.

### 설문지

| 0 나에게 문제가 아니거나 해당되지 않는다. | 1 나를 약간 괴롭히는 문제이다. |
| --- | --- |
| 2 나를 종종 괴롭히는 문제이다. | 3 나의 주요한 문제점이다. |

### 금융

| 항목 | 0 | 1 | 2 | 3 |
| --- | --- | --- | --- | --- |
| 문서 작업 관리 | 0 | 1 | 2 | 3 |
| 예산 세우기 | 0 | 1 | 2 | 3 |
| 예산 따르기 | 0 | 1 | 2 | 3 |
| 부채 | 0 | 1 | 2 | 3 |
| 비상시 예비비(비상금) | 0 | 1 | 2 | 3 |
| 신고(예를 들어 세금 신고) | 0 | 1 | 2 | 3 |

## 가족

| | | | | |
|---|---|---|---|---|
| 위기 상황(예를 들어 죽음 또는 이혼) | 0 | 1 | 2 | 3 |
| 가족 간병 | 0 | 1 | 2 | 3 |
| 부부 문제 | 0 | 1 | 2 | 3 |
| 자녀 양육 | 0 | 1 | 2 | 3 |
| 자녀의 반항적 행동 | 0 | 1 | 2 | 3 |
| 자녀의 등교, 하교에 걸리는 시간 | 0 | 1 | 2 | 3 |

## 공부

| | | | | |
|---|---|---|---|---|
| 학습 부진 | 0 | 1 | 2 | 3 |
| 제한된 교우 관계 | 0 | 1 | 2 | 3 |
| 학교에서의 대인 갈등 | 0 | 1 | 2 | 3 |
| 실패(과거의 실패 또는 앞으로의 실패) | 0 | 1 | 2 | 3 |
| 수업 계획이나 진로 결정에 대한 우유부단함 | 0 | 1 | 2 | 3 |
| 공부와 여가 사이의 균형 | 0 | 1 | 2 | 3 |

## 개인적 요인

| | | | | |
|---|---|---|---|---|
| 의약품 복용이나 음주 문제 | 0 | 1 | 2 | 3 |
| 항상 우물쭈물하거나 막판에 가서야 하는 느낌 | 0 | 1 | 2 | 3 |
| 만성적인 조직화 문제 | 0 | 1 | 2 | 3 |
| 자존감 | 0 | 1 | 2 | 3 |
| 불안 | 0 | 1 | 2 | 3 |
| 우울 | 0 | 1 | 2 | 3 |

## 건강

| | | | | |
|---|---|---|---|---|
| 질병 | 0 | 1 | 2 | 3 |
| 만성적인 건강 문제 | 0 | 1 | 2 | 3 |
| 만성 통증 | 0 | 1 | 2 | 3 |
| 식사 습관 | 0 | 1 | 2 | 3 |
| 수면 습관 | 0 | 1 | 2 | 3 |
| 신체 운동 | 0 | 1 | 2 | 3 |

## 일(직업)

| | | | | |
|---|---|---|---|---|
| 직업 결정 | 0 | 1 | 2 | 3 |
| 직장에서의 문제 | 0 | 1 | 2 | 3 |
| 직장에 대한 불만 | 0 | 1 | 2 | 3 |
| 직장에서의 대인 갈등 | 0 | 1 | 2 | 3 |
| 과도한 업무 | 0 | 1 | 2 | 3 |
| 실직 | 0 | 1 | 2 | 3 |

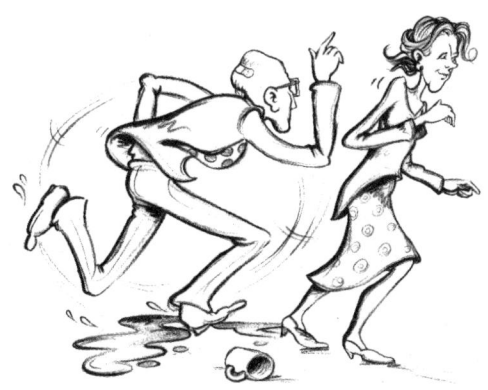

## 책임(가사) 분담 : 누가 무엇을 할 것인가?

많은 부부에게 가사 분담은 스트레스와 갈등의 근원이다. 이 문제는 ADHD가 있는 성인이 가족일 경우에 종종 더 심하다. 가사 분담을 단순화하기 위해, 〈부록〉에 제시된 것과 같은 집안일 목록을 활용하여 다음 지침과 같이 수행해 볼 것을 제안한다.

> **목록 사용을 위한 지침**
> - 집안일에 참여할 가족 수보다 여유 있게 목록 복사본을 만든다.
> - 가족 모두의 의견을 수렴하여 목록을 완성한다.
> - 일들의 분배를 상의한다.
> - 어떤 일을 누가 담당할지 정해진 결과를 마지막 한 장의 복사본에 적는다.

\* 책임 분담을 위한 집안일 목록표 예시(전체 목록표는 부록에 실었음.)

| 실내 청소 | 빈도 | 담당자 | 만족도 (0~10) |
|---|---|---|---|
| **현관** | | | |
| 물건 치우기 | | | |
| 먼지 털기 | | | |
| 청소기 돌리기 | | | |
| 바닥 닦기 | | | |

**장점을 살려라**

ADHD가 있는 것이 실제로 이득이 될 만한 것은 없다. 그러나 ADHD가 있는 사람들은 자신이 이끌어낼 수 있는 강점을 분명히 가지고 있다. 결함을 현실로 받아들이면서도 자신에게 강점이 있다는 사실을 깨닫고 이를 적절하게 이용하는 데 성공의 열쇠가 있다. 이러한 방법으로 ADHD로 인한 손실을 줄일 수 있다.

심리학자 캐슬린 나도(Kathleen Nadeau)가 그녀의 저서 《바쁘게 앞서 가는 모험 *Adventures in Fast Forward*》에서 인용한, ADHD가 있는 사람들이 이야기하는 강점들은 다음과 같다.

- 혁신적인 해결책을 찾아내는 능력이 있다.
- 화난 것이 오래가지 않는다.
- 에너지가 넘친다.
- 열광적이다.
- 임시변통 능력이 있다.
- 위기 대처 능력이 있다.
- 말이 많다.
- 자발적이다.
- 창의력이 높다.
- 재미있다.
- 좋은 친구가 되어준다.

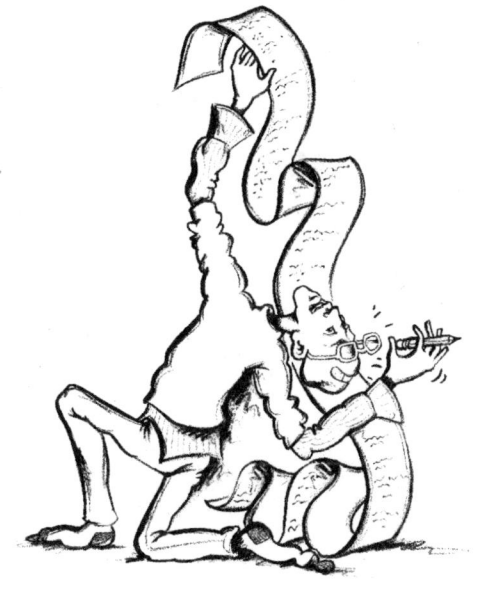

우리의 강점을 발견하고 그것에 감사하고 우리가 성숙하고 성장하는 데 도움이 되도록 강점을 이용하는 것이 중요하다. 우리의 강점을 알아보고 우리가 그것을 키워서 꽃피울 수 있도록 도와주는 사람들을 주변에 두는 것은 ADHD가 있든 없든 모든 사람들에게 유익하다. ADHD를 가지고 있으면서도 정신과 의사인 에드워드 할로웰(Edward Hallowell) 박사는 우리 삶에서 도움을 주고 격려해주는 사람들의 중요성을 강조한다.

## ADHD에 관해 도움을 얻을 만한 단체

ADHD가 있는 성인은 종종 다른 ADHD 성인들의 지지를 얻으려 한다. ADHD 지지 단체나 기관들이 많이 있으며, 만일 사는 지역에 하나도 없다면 그런 단체를 만들어보는 것도 좋을 것이다.

- 미국 CHADD(Children and Adults with Attention Deficit Disorder)
- 캐나다

  LDAQ(Learning Disabilities Association of Québec)

  PANDA(Parents Aptes à Négocier le Déficit de l'Attention)

  CADDAC(The Centre for ADHD Advocacy Canada)

  CADDRA(Canadian ADHD Resource Alliance)
- 애니크 빈센트의 웹사이트 www.attentiondeficit-info.com

일반 대중들을 위한 ADHD 관련 서적들은 많다. 잡지, 신문, 라디오, 텔레비전, 인터넷, 이 모든 것들이 ADHD에 대한 유용한 정보를 제공하고 있다.

캐나다에 있는 CADDRA는 연구와 교육을 통해 ADHD에 대한 사람들의 이해를 증진시키고 적절한 진단과 치료(CADDRA Canadian ADHD Practice Guidelines을 참조할 것)에 힘을 보태려는 의사와 연구자들이 만든 협회이다.

**주의할 것!**

ADHD 치료에 관한 정보를 얻을 때 사기와 선정주의를 조심하라. 과학자 같이 판단하고 자료에 접근하라. 예를 들면, 새롭고 '혁신적인' ADHD 치료법에 대한 광고나 선전물을 볼 때, 다음 평가 사항을 확인해보는 것이 최선이다.

- 출처는 신뢰할 만한가?
- 자료는 과학적 연구 또는 임상적 연구들로부터 왔는가?
- 이론은 과학적인 근거에 의해 뒷받침되는가? 아니면 단지 한 사람의 생각인가?
- 치료는 혁신적인 치료적 접근을 제공하는가?
- 치료는 많은 환자군에서 시험되었는가? 치료는 안전한가?
- 치료는 표준 치료나 위약과 비교하여 더 효과적인가? 더 내성이 있는가?
- 치료 비용은 얼마인가? 부작용과 가격을 한쪽에, 그리고 유익한 영향을 다른 한쪽에 두고 이것들을 고려하여 비용을 계산하라.

**특별한 도움들**

ADHD의 치료는 종종 다양한 형태의 접근을 필요로 한다. 우리는 밑바탕에 있는 병리에 대해 더 배우는 것이 중요하다는 사실을 이미 알고 있다. 그 결과로 생기는 장애를 줄일 수 있는 방법에 대해 더 배우는 것 또한 필요하다. ADHD는 치료해야만 하는 또 다른 문제들을 종종 수반한다.

몇몇 ADHD 환자들은 이 어려움을 잘 헤쳐나가기 위해 전문가의 도움을 필요로 할 것이다. 어떤 사람은 학습 장애를 해결하기 위해 학습 전문가에게 자문을 구할 수도 있다. ADHD를 가진 자녀들을 돕는 방법을 배우기 위해서는 특수교육 교사에게, 사회 문제 또는 가정 문제를 다루기 위해서는 사회복지사에게, 학습 계획이나 직업 선택을 위한 도움을 받기 위해서는 진로상담사에게, 금전적 관리나 부채를 줄이기 위한 도움을 받기 위해서는 금융 컨설턴트에게, 특별한 정신 치료를 통한 개인적인 성장을 도모하기 위해서는 심리학자에게 자문을 구해야 할 것이다. 불행하게도 ADHD가 있는 성인들을 위한 특별 지원 방안은 아직 제한적인 상태이며 앞으로 더 개발되어야 할 것이다.

ADHD의 전형적인 증상들에 대한 특수한 정신 치료의 효과를 평가하는 연구들이 현재도 진행되고 있다. 많은 경우에 정신 치료가 유용할 수 있는데, 특히 일상생활에서 증상의 영향을 줄이는 데 목표를 둔 인지 행동적 접근이 그러하다. 일반적으로 심리학자들은 ADHD가 있는 내담자를 상담할 때, 그들이 자신을 더 잘 이해하고 강점에 관심을 가

지며 어려움을 줄일 수 있도록 돕는다. 또한 자존감을 높이고 대인 관계를 개선하기 위해 노력하는 것을 돕는다. 마지막으로 위기에 빠진 내담자들에게 자신의 감정을 이겨내고 문제를 해결할 수 있는 수단을 제공함으로써 내담자들을 이끌어 줄 수 있다. 통상적인 접근에 통합된 마음챙김 접근(mindfulness approach)이 ADHD로 인한 일상적인 부담을 줄이는 데 도움이 된다는 최근의 연구 결과도 있다.

인지 행동 치료는 불안 장애와 우울증 치료에, 그리고 ADHD 성인 환자에게서 약물 치료와 함께 사용하는 보조 치료법으로서 특히 효과적인 것으로 알려져 있다. 대인 관계 치료(interpersonal therapy) 역시 우울증과 일부 ADHD 증상을 가라앉히는 효과적인 방법일 수 있다. ADHD가 있는 사람들에게는 확실하게 초점을 맞추고 구조적인 접근을 하는 것이 필수적이다. 치료 과정에서도 노트 필기를 한다거나 세션을 녹음하는 등의 적응 전략들이 사용될 수 있다. 이후의 지속적으로 진행되는 치료는 개별적으로, 또는 부부나 가족 단위로 시행될 수 있다.

ADHD 관련 문헌들을 보면, 조직화 코칭(organizational coaching)에 대한 언급이 많다. 마치 부모가 자녀들에게 하듯이, 코치는 그들이 일과를 질서 정연하게 처리하도록 돕는다. 'ADHD 코치'가 되기 위해 필요한 공식적인 훈련은 없으므로 자격이 없는 자칭 코치들을 조심하도록 한다. 언젠가는 가족 구성원이 코치 역할을 할 수도 있다. 이는 매우 유용하지만, 종종 긴장의 원인이 되기도 한다. 따라서 역할을 분명히 하고 상호 이해를 잘 하는 것이 중요하다.

2년 전 나는 나의 문제들이 ADHD와 관련이 있음을 알게 되었다. 이후 일상에서 ADHD의 영향을 줄이기 위한 적응 전략들을 찾아내 끊임없이 적용했다. 하지만 결과는 항상 투자한 노력만큼 크지는 않았다. 나는 일정 관리 수첩을 확인하는 것을 잊었고, 다섯 번째 열쇠꾸러미를 잃어버렸다. 나는 종종 지각을 하고 임무를 수행하는 데 산만해졌다.

그런데 약물 치료를 시작하면서 안개가 걷혔고 내 생각과 노력이 체계적으로 정리되었다. 일을 더 잘할 수 있게 되면서 스트레스도 줄어들었다. 내 자존감은 높아졌다. 나는 계획안을 고안하고 수행할 엄두를 낼 수 있었으며 시작한 것을 끝마칠 수 있었다. 친구들은 내가 예전보다 정신을 차린 것 같다고 말했다.

나에게 약은 많은 변화를 가져다주었다. 잘 모르는 사람들이 약물 치료를 반대하는 것을 보면 참 유감스럽다. 그들이 잘 알기만 했더라도….

— 메리(45세)

## 대안적 접근들

오메가 3가 풍부한 음식이 ADHD의 증상을 어느 정도 줄여줄 수 있고, 학습 능력, 기분, 그리고 심혈관계 건강을 향상시켜 준다는 새로운 연구들이 있다. 철분의 보충이 때로는 하지불안 증후군(restless legs syndrome)을 경감시킨다는 유럽의 연구도 있다. ADHD에서 뉴로피드백 (neurofeedback, 두뇌에 대한 생체의 자기 제어 훈련)의 잠재적인 효과에 대한 결과는 아직도 논쟁이 되고 있다.

처방되었거나 처방전 없이 사용된 모든 새로운 치료 방법은 그 분야의 전문가들에 의해 검증되고 권장되는지를 확인하는 것이 중요하다. 그렇지 않으면 그 방법이 효과가 있거나 없다는 사실이 모든 사람들에게 일반화될 수 없다.

> **주의할 것!**
>
> 어떤 제품이 자신에게 도움이 되었다는 이유로 자신의 이름을 내세우며 그 제품에 찬사를 보내는 사람이 나오는 광고를 우리는 종종 본다. 많은 사람들에게 뚜렷한 효과가 있다는 증거도 없는 이런 식의 주장은 과학적으로 타당하다고 받아들일 수 없다.

# Section 4
기억할 것

◎ ADHD의 영향을 줄일 수 있는 적응 전략들(심리적인 방법)을 개발하기 위해서는 자신을 잘 알고 ADHD의 본질을 이해하는 것이 필수적이다.

◎ 어떤 경우에는 적응 전략들만으로도 질 높은 삶을 살 수 있지만, 어떤 경우에는 ADHD의 증상이 너무 심해서 치료제(생물학적 방법)를 사용해야만 한다. 각자에게 맞는 방법을 찾도록!

◎ ADHD 환자의 절반 이상은 다른 문제들을 함께 안고 있다.

◎ 정신 치료는 많은 경우에 유용하다. 지지 단체나 기관과 긴밀한 관계를 맺는 것도 도움이 된다.

부록

# 용어 설명

### 강박 장애
원하지 않는데도 특정한 사고나 행동을 반복하게 되는 상태. 강박적 사고와 강박적 행동 증상을 보이는 정신 질환을 일컫는다.

### 공황 발작
공황 장애는 불안 장애의 일종으로, 환자는 공황 발작이라고 부르는 심한 고통이 일어나는 갑작스런 위기 상황을 경험한다. 가끔 어떤 환자들은 공황 발작이 일어날 것이 두려워 어떤 활동이나 특정 장소에 가는 것을 피하기도 하는데, 이런 것을 회피 행동 또는 광장 공포증이라고 한다.

### 뇌 영상 기술
뇌가 작동하는 것을 영상으로 나타내 주는 여러 가지 형태의 기법들을 말한다.

### 대인 관계 치료
대인 관계 치료는 우울증이 사회적 스트레스에서 발생한다는 가설에 기반을 두고 있다. 의사는 환자가 다른 사람들과의 대인 관계를 호전시킬 수 있도록 도와준다. 애도, 생애 주기의 변이, 다른 사람들과의 갈등, 사회적 고립 같은 여러 가지 원인이 있다. 대인 관계 치료는 우울증 치료에 효과가 있다. 최근 연구에 따르면 ADHD가 있는 일부 성인들에게서 약물 치료에 병행해서 보조 치료법으로의 가능성이 제기되고 있다.

### 범불안 장애
모든 것에 대해 걱정하고, 일상생활 전반에서 부정적이거나 파국적인 시나리오를 예상하는 불안 장애를 말한다.

### 불안

정상적인 불안은 위험에 직면하여 나타나는 적응 반응이다. 병적인 불안에서는 실제적이거나 상상 속의 위험에 대해 지나치고 과장된 반응과 연관하여 증상이 나타난다. 긴장, 초조, 가슴 두근거림, 호흡 곤란 같은 신체적인 증상으로 나타날 수 있다. 증상은 정신적인 것일 수도 있어서 비관적이거나 극적인 시나리오를 우려하거나 상상하게 된다. 불안해지면 종종 집중력이 떨어지기도 한다.

### 불안 장애

어떤 경우에는 실제적인 위협이 없는데도 지나친 불안 반응을 보이기도 한다. 불안 장애로는 범불안 장애, 공황 장애, 사회 공포증(대인 공포증), 강박 장애, 외상후 스트레스 장애가 있다. 불안 장애는 일상생활에 상당한 지장을 초래할 수 있다. 일부 정신 치료, 항우울제와 같은 약물 치료가 불안 장애 치료에 효과적이다.

### 비활성 약물

비활성 약물(prodrug)이란 활성 약물의 약물학적 비활성 유도체이다. 소화기 내에서 활성 약물로 변하기 때문에 이 약은 반드시 입으로 복용해야만 하고, 만약 코로 흡입을 하거나 주사제로 사용할 때는 효과가 없다.

### 삼투압 펌프

약이 방출되는 방법으로, 삼투압 부분에 물을 흡수하여 이 부분이 팽창함으로써 작은 구멍을 통해 약의 성분이 캡슐 밖으로 빠져나가도록 하기 위해 삼투압 펌프를 이용한다. 삼투압 부분은 스펀지처럼 물을 흡수하게 되면 부피가 늘어나고, 그러면 피스톤처럼 압력이 늘어나게 된다.

### 신경발달학적 문제

신경발달학적 문제란, 뇌가 발달하는 방법과 관련한 신경학적 문제를 일컫는 의학 용어이다.

### 신경심리 검사

신경심리 검사를 통해 그 사람이 가진 인지적 자원 및 고차원적 정신 기능의 문제를 찾아낼 수 있다. 이 검사들을 토대로 진단적 가설을 이끌어낼 수 있고, 적절한 치료로 유도할 수 있으며, 그 사람의 능력에 맞춰 적응할 수 있도록 도울 수 있다. 집중력이나 기억력을 평가하는 검사도 있고, 지능이나 계획성에 대한 능력을 측정하는 검사도 있다. 지능을 측정하는 검사는 흔히 IQ검사라고 한다. 검사에서 이상 결과가 나왔다고 해서 이 소견이 특정 질병이나 장애를 가리키는 것은 아니다. 어느 한 가지 신경심리 검사를 가지고 ADHD를 진단할 수 없지만, ADHD의 가능성을 배제하지는 못한다.

### 신경학적 문제

신경학적 문제란, 뇌 또는 신체 다른 곳에 존재하는 신경 세포가 기능 결함을 가지는 병이다.

### 실행 기능

정보를 효과적으로 처리하기 위해서 집중력은 지난 사건에 대한 기억력 그리고 관련한 학습과 같은 다른 기능들과 끊임없이 상호 작용을 해야만 한다. 뇌는 동시에 활성화된 기억에서의 여러 형태의 정보를 유지해야 하고, 적절한 시간에 그것들을 비교하고 적절하게 작동해야 한다. 이러한 모든 역할을 수행하고 지휘하는 정신의 능력을 실행 기능이라고 하는데, 종종 ADHD 환자는 이런 실행 기능에 결함이 있다.

### 약품 분배기와 포장

약은 대개 표준적 방법, 즉 복용량이나 방법 등을 명기한 용기에 각각 포장해주는 식으로 약사에 의해 제공된다. 다음의 두 가지 방법으로 약 복용을 빠뜨리거나 잘못 복용하는 실수를 줄일 수 있다. 약품 분배기 방식(pill dispenser system)은 한 주 단위로 정해진 복용량을 정해진 횟수(요일마다, 아침·점심·저녁마다)대로 구획된 각각의 플라스틱 통에 따로따로 담아두는 방식이다. 환자는 해당하는 날짜와 시간에 그 구획의 뚜껑을 열고 안에 들어 있는 약을 복용한다. 개별 포장 방식(pill blister pack system)은, 약품 분배기 방식과 같은 원리인데, 분배한 약들을 약국에서 개별 포장해주어, 환자가 때마다 그 포장을 뜯어 내고 약을 복용하는 방식이다.

### 양극성 기분 장애

양극성 기분 장애(흔히 말하는 조울증)는 증상을 보이는 상태 중간에는 일상적으로 지내는 순환성 기분 장애이다. 우울증이라고 부르는 우울하고 억제된 상태와 조증이라고 부르는 흥분되고 들뜬 상태를 교대로 드러낸다. 조증 상태 동안에는 모든 것이 빨라진다. 말도 생각도 마치 ADHD에서의 '끊임 없는 생각'과 같이 급해져서 '달리는 생각들'이라고 부르기도 한다. 조증 상태인 경우에는 잠도 별로 자지 않고, 에너지가 넘쳐난다. 거창한 계획을 세우기도 하고, 평소와 달리 흥청망청하거나 약물을 남용하거나 성적 욕구가 증가하기도 하며 무모한 행동을 하기도 한다. 그들은 전반적으로 들뜨거나 짜증스러운 기분을 경험한다. 우울증과 마찬가지로 양극성 기분 장애는 서둘러 치료를 해야만 한다. ADHD 치료제는 때로 양극성 기분 장애를 악화시킬 수도 있다.

### 예기 불안

예기 불안이란 아직 벌어지지 않은 장래의 위험에 대한 예감 때문에 지나치게 걱정하는 불안 증상을 일컫는 개념이다. 예를 들어, 학생이 시험에 앞서 긴장하고 불안해하는 것은 문제가 아니다. 그러나 불안이 지나쳐서 온통 이 생각에서 벗어날 수 없고 구역질이 나고 잠을 못 잔다면 지나친 것으로 간주한다.

### 우울증

우울증은 장시간, 적어도 2주 이상 동안 슬픔이나 짜증 같은 심리 상태가 지속되는 질병이다. 우울증은 생활하는 데 흥미를 잃어버리게도 한다. 환자는 아무런 목표도 없어서, 세상 어떤 것에도 즐거움을 느끼지 못한다. 우울증을 앓으면 수면 방식, 식욕, 열정, 집중력도 변하게 된다. 환자는 죄책감을 가지기도 하고, 어두운 생각을 하기도 한다. 우울증이 심하면 자살을 하는 수도 있기 때문에 즉각적인 치료가 필요하다. 의사들은 흔히 항우울제를 처방한다. 인지 행동 치료 또는 대인 관계 치료 같은 일부 정신 치료 방법들도 우울증 치료에 유용하다. 표준적인 치료를 받는데도 계속 주의력 결핍 문제를 일으키고 에너지가 부족하다면 정신자극제를 가끔 처방하기도 한다.

### 인지 결함

'인지' 또는 '고차원적인 정신 기능'은 언어를 사용할 수 있도록 하는 여러 가지 형태의 집중력과 기억력을 조절하고, 계획을 세우고 조직화하는 데 관여한다. 인지 결함이란 이러한 고차원적인 정신 기능에 지장을 가져오는 문제를 말한다. 많은 신경생리 검사들이 인지 기능을 평가하는 데 사용된다.

### 인지 행동 치료

인지 행동 치료는 왜곡된 두려움과 지각을 치료하기 위해 생각을 변화시키는 방법으로, 현실에 대한 지각을 변화시키는 정신 치료의 하나이다. 여기에 행동을 변화시키는 연습을 덧붙일 수도 있고, 이때 치료 받는 사람은 이를 행동에 옮겨야 한다. 이러한 치료법은 우울증 같은 기분 장애와 여러 불안 장애의 치료에 효과적이다.

### 정서적 과잉반응

정서적 과잉반응은 어떤 사람이 특정 사건이나 생각 이후에 감정에 휩싸이는 현상을 일컫는 말이다. 시작도, 끝도 아주 급격하다. 예를 들면 갑자기 화가 나서 심한 말이나 행동을 하고 나서는 곧바로 진정되는 식이다. 참을성이 없고 조급하고 신경 과민 상태를 보인다. 정서적 과잉반응은 아주 피곤할 때나 우울할 때도 나타나고, ADHD가 있는 사람들에게 지속적으로 나타날 수 있다.

### 정신 치료

정신 치료는 연구자, 심리학자, 정신과 의사들이 개발한 인간의 기능, 감정, 행동, 성격에 관한 이론에 기반을 둔다. 여러 가지 형태의 정신 치료가 있다. 일부 정신 치료는 우울증, 불안 장애, 기타 질환의 치료에 효과가 있다는 것이 과학적으로 검증되기도 했고, 임상적으로 입증되기도 했다. 정신 치료는 약물 치료와 병행해서 사용할 수도 있다. 종종 정신 치료라는 말이 남용되기도 한다. 분명한 체계를 갖춰 교육받은 치료사가 수행하는 개인의 치유 과정이다. 문제를 명확하게 규명하고 탐색할 뿐만 아니라, 변화를 하기 위한 행동을 하도록 환자를 돕는다. 정신 치료는 수동적인 과정이 아니다. (우리나라에서는 정신 치료(psychotherapy)라는 말보다 상담(counseling)이라는 말이 더 많이 사용되는데, 상담은 일반적으로 일반인들을 대상으로, 정신 치료는 좀 더 전문화된 과정으로 병리를 갖는 환자를 대상으로 한다는 점에서 구별된다. – 옮긴이)

### 조직화 코칭

조직화 코칭은 반드시 전문가가 아니라도 다른 사람이 제공하는 근접 지원과 도움을 말하는데, 이 도움의 목표는 개인이 더 잘 조직화할 수 있도록 하는 것이다. 조직화 코칭을 위해 반드시 훈련, 전문가 과정, 학위가 요구되지는 않는다. 우선 코치의 유능함을 확인하는 것이 중요하다.

부록

## 책임 분담을 위한 집안일 목록

| 실내 청소 | | | |
|---|---|---|---|
| | 빈도 | 담당자 | 만족도 (0~10) |
| **현관** | | | |
| 물건 치우기 | | | |
| 먼지 털기 | | | |
| 청소기 돌리기 | | | |
| 바닥 닦기 | | | |
| **거실** | | | |
| 물건 치우기 | | | |
| 먼지 털기 | | | |
| 청소기 돌리기 | | | |
| 바닥 닦기 또는 카펫 세탁 | | | |
| **부엌과 식당** | | | |
| 식사 후 부엌 청소 | | | |
| 물건 치우기 | | | |
| 먼지 털기 | | | |
| 청소기 돌리기 | | | |

| | | | |
|---|---|---|---|
| 바닥 닦기 그리고/또는 카펫 세탁 | | | |
| 냉난방기 청소 | | | |
| 토스터와 전자레인지 청소 | | | |
| 냉장고 청소 | | | |
| 오븐 청소 | | | |
| 쓰레기 버리기 | | | |
| **부부 침실** | | | |
| 잠자리 정리 | | | |
| 옷과 물건 치우기 | | | |
| 먼지 털기 | | | |
| 청소기 돌리기 | | | |
| 바닥 닦기 또는 카펫 세탁 | | | |
| **자녀들 침실** | | | |
| 잠자리 정리 | | | |
| 옷과 물건 치우기 | | | |
| 먼지 털기 | | | |
| 청소기 돌리기 | | | |
| 바닥 닦기 또는 카펫 세탁 | | | |
| **지하실** | | | |
| 물건 치우기 | | | |

| | | | |
|---|---|---|---|
| 먼지 털기 | | | |
| 청소기 돌리기 | | | |
| 바닥 닦기 그리고/또는 카펫 세탁 | | | |
| **재택 사무실 또는 서재** | | | |
| 물건 치우기 | | | |
| 먼지 털기 | | | |
| 청소기 돌리기 | | | |
| 바닥 닦기 그리고/또는 카펫 세탁 | | | |
| **화장실** | | | |
| 세면대 청소 | | | |
| 수납장과 수납대 청소 | | | |
| 거울 닦기 | | | |
| 변기 청소 | | | |
| 욕조 청소 | | | |
| 샤워실 청소 | | | |
| 물건 치우기 | | | |
| 먼지 털기 | | | |
| 바닥 닦기 그리고/또는 발받침대 세탁 | | | |
| **다른 방 및 기타 할 일** | | | |
| 물건 치우기 | | | |

| | | | |
|---|---|---|---|
| 먼지 털기 | | | |
| 청소기 돌리기 | | | |
| 바닥 닦기 그리고/또는 카펫 세탁 | | | |
| 화초 물주기 | | | |
| 수납장과 옷장 정리 | | | |
| 지하 창고 정리 | | | |
| 주차장 정리 | | | |
| 가사용품 구매 | | | |
| 청소 용역이나 기타 가사 도우미 감독과 보수 지급 | | | |

| 전반적인 집 관리 | | | |
|---|---|---|---|
| 페인트칠 | | | |
| 목공일 | | | |
| 작은 수선 | | | |
| 할 일의 계획과 필요 물품 구매 | | | |
| 고용인(도우미) 감독과 보수 지급 | | | |
| 작은 전구와 화재 경보기 배터리 교체 | | | |

| 세탁과 설거지 | | | |
|---|---|---|---|
| 설거지 | | | |
| 그릇 정리 | | | |
| 세탁물 분리 | | | |
| 세탁 | | | |
| 세탁물 정리 | | | |
| 세탁물 수납 | | | |
| 수건 세탁 | | | |
| 침대 시트 세탁 | | | |
| 드라이클리닝 (세탁소에 맡기고 가져오기) | | | |

| 음식 조리 | | | |
|---|---|---|---|
| 식단 계획 | | | |
| 장보기 | | | |
| 식사 준비 | | | |
| 간식 준비 | | | |
| 식탁 차리기 | | | |
| 식품 관리 (주요 재료들, 썩기 쉬운 것들 분류 등) | | | |

| 정원 관리 | | | |
|---|---|---|---|
| 잔디 깎기 | | | |
| 잔디 물주기 | | | |
| 나무 심기 | | | |
| 가지치기 | | | |
| 정기적인 정원 가구 청소 | | | |
| 수영장 관리 | | | |
| 가을철 낙엽 쓸기 | | | |
| 겨울나기(집과 정원) | | | |
| 봄철 정원 청소 | | | |
| 청소용품, 원예 장비, 공구, 물품의 정비 | | | |
| 고용인(도우미) 감독과 보수 지급 | | | |

| 자동차 | | | |
|---|---|---|---|
| 주유 | | | |
| 오일, 창문 세척액, 부동액, 윤활유, 타이어 공기압 등 점검 | | | |
| 오일 교환 | | | |
| 자동차 관리 계획, 정비소 예약 | | | |

| 자녀 양육 | | | |
|---|---|---|---|
| 돌보기(기저귀, 목욕, 젖/밥먹이기 등) | | | |
| 훈육(규칙을 정하고 적용하기) | | | |
| 아침에 깨우기 | | | |
| 등교, 어린이집 등원 준비 | | | |
| 차로 데려다 주기 (학교, 어린이집, 운동, 기타 활동) | | | |
| 도시락 준비 | | | |
| 숙제 도와주기 | | | |
| 밤에 재우기 | | | |
| 예약들(병원, 치과, 미용실 등) | | | |
| 학교나 어린이집에서의 특별 활동 | | | |
| 운동이나 학교 활동에 참여하기 | | | |
| 구매 계획(옷, 학용품 등) | | | |
| 각종 모임과 생일(초대, 선물 등) | | | |
| 도우미 구하기 | | | |
| 등록(학교, 어린이집, 운동, 여가 활동 등) | | | |
| 도우미 감독과 보수 지급 | | | |
| 직장에서 조퇴(아이가 아플 때 등) | | | |

| 금융 | | | |
|---|---|---|---|
| 예산 세우기 | | | |
| 고지서 납부와 계좌 관리 | | | |
| 일상 지출 계획 | | | |
| 구매 계획 | | | |
| 생활필수품 구입 | | | |
| 세금 신고 | | | |
| 융자, 보험 등 선택 | | | |

| 반려 동물 | | | |
|---|---|---|---|
| 밥 주기 | | | |
| 산책 시키기 | | | |
| 변기 교환, 우리 청소, 마당에 풀어 둔 동물 데리고 들어오기 | | | |
| 돌보기(목욕, 발톱 손질 등) | | | |
| 훈련 | | | |
| 동물 병원 데려가기 | | | |
| 출장 갈 때 동물을 맡아줄 사람 알아보기, 동물을 데려갈 계획을 짜기 | | | |

## 실수투성이 당신, 성인 ADHD?

지은이 | 애니크 빈센트   옮긴이 | 안동현 김정유 이동준
펴낸이 | 곽미순   책임편집 | 김수연   디자인 | 김민서 이정화

펴낸곳 | ㈜도서출판 한울림   기획 | 이미혜   편집 | 윤도경 윤소라 이은파 박미화 김주연
디자인 | 김민서 이순영   마케팅 | 공태훈 윤재영   제작·관리 | 김영석
등록 | 2008년 2월 13일(제2008-000016호)
주소 | 서울시 영등포구 당산로54길 11 래미안당산1차아파트 상가
대표전화 | 02-2635-1400   팩스 | 02-2635-1415
홈페이지 | www.inbumo.com   블로그 | blog.naver.com/hanulimkids
페이스북 | www.facebook.com/hanulim   인스타그램 | www.instagram.com/hanulimkids

첫판 1쇄 펴낸날 | 2014년 2월 20일   2쇄 펴낸날 | 2020년 11월 10일
ISBN 978-89-93143-37-9 13510

이 도서의 국립중앙도서관 출판시도서목록(CIP)은 서지정보유통지원시스템 홈페이지(http://seoji.nl.go.kr)와
국가자료공동목록시스템(http://www.nl.go.kr/kolisnet)에서 이용하실 수 있습니다.
(CIP제어번호: CIP2014004051)

이 책은 저작권법에 따라 보호 받는 저작물이므로, 저작자와 출판사 양측의 허락 없이는
이 책의 일부 혹은 전체를 인용하거나 옮겨 실을 수 없습니다.

＊ 한울림스페셜은 ㈜도서출판 한울림의 장애 관련 도서 브랜드입니다.
＊ 잘못된 책은 바꾸어 드립니다.